「気にしすぎて疲れる」がなくなる本

蓄積疲労があなたを変えてしまう

心理カウンセラー・元自衛隊メンタル教官
下園壮太

清流出版

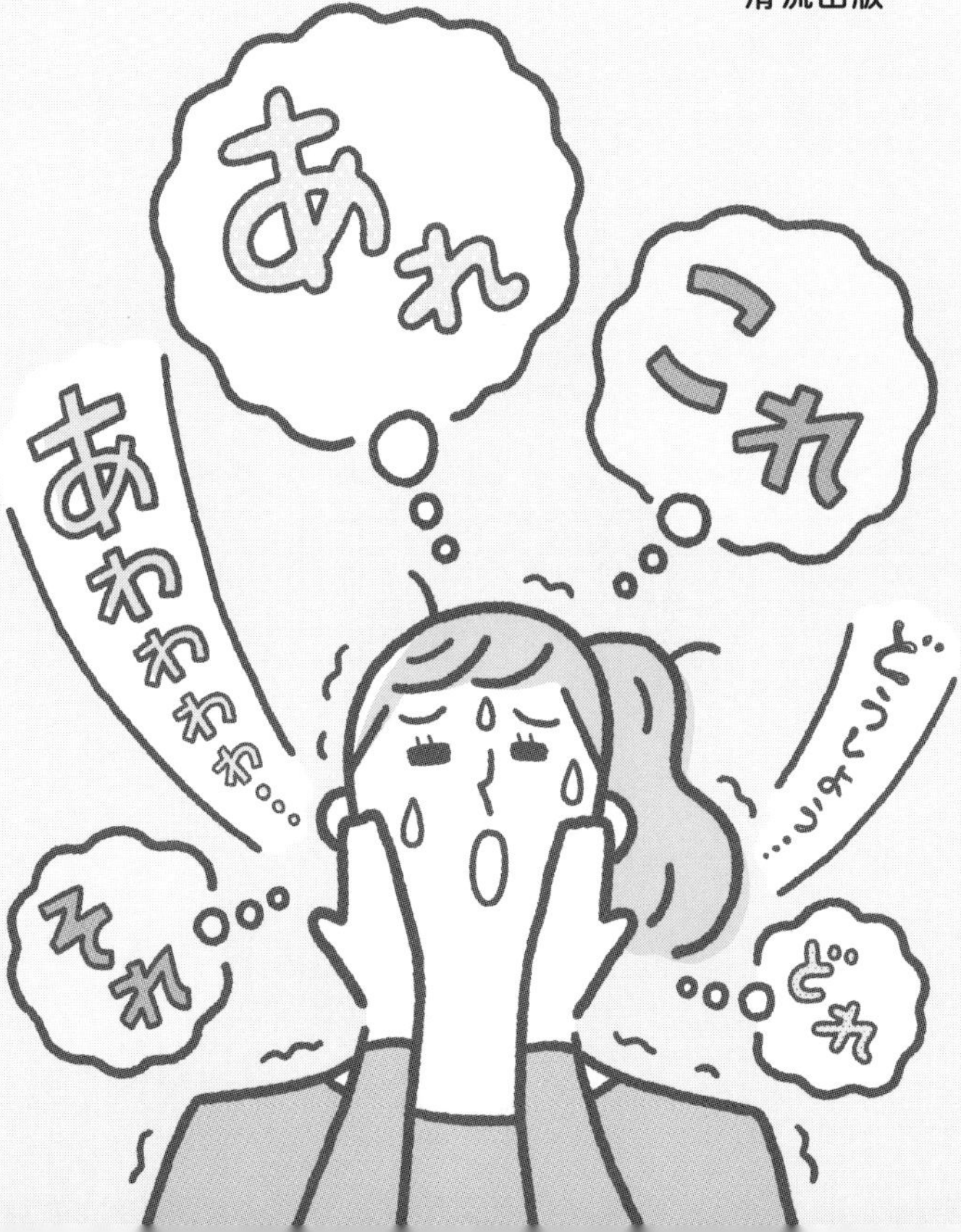

はじめに

本書は、どうしても小さなことを「気にしすぎ」てしまうことについて悩んでいる人に向けて書いた本です。

第1章では、気になることについての仕組みと対策を詳しく説明しました。説明が長くなってしまいましたが、ここで伝えたいことを一言で言うと**「気にしすぎは異常ではない」**ということです。

カウンセラーとして多くの方のサポートをしていると、気にしているテーマ自体より、何でも気にしてしまう自分のほうに、より多くの不安を感じている方が多いのです。ですから、人が気にしてしまう、不安になってしまうメカニズムについて、詳細を書きました。

もしあなたが、「不安に思うのはしかたない、それは受け入れているし、恥ずかしいとも思っていない」という人なら、1章は読み飛ばし、**2章で感情の**

3つのモードと蓄積疲労を理解し、3章で「感ケア5」という感情へのアプローチ法を学び、4章以降の具体的対処法に進んでください。

理屈はいらない、という方は、いきなり4章以降の対処法を現実問題に適応してみていただき、疑問を感じたときに前の章をのぞいてみるというやり方でも結構です。

さらに**5章では、身近な人が気にしすぎで困っている、という方へのヒント**をまとめてあります。

何でも気になる方は、おそらく最初から全部読まなければ……と感じているかもしれませんが、気になる人は「疲れている人」であることが多く、本を読むのも大変なのです。

そんな方をイメージして、ここで本書との付き合い方をご提示しました。

気にしすぎは、大変ですよね。本書で提示した考え方や方法によって、あなたの日常が少しでも穏やかになれば幸いです。

CONTENTS

第2章 疲労は理性と感情に影響する……39

第3章

「気にしすぎ」な自分をケアする(感ケア5)……71

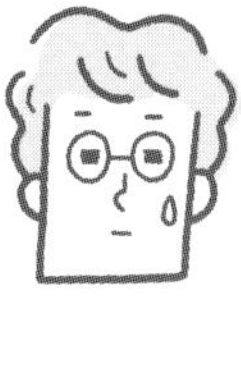

第5章 「気にしすぎ」な人への対処法……181

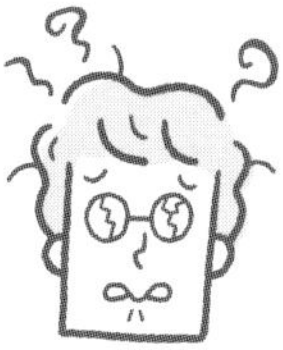

第1章

「気にしすぎ」はどういう状態か

「気になる」が増える現代社会

現代は「気になる」ことが多い社会です。将来の不安や健康面のことなど、さまざまなことが気になり、なかなかのんびりとした日々を過ごせません。とりわけ人間関係は「気になる」ことが多いものです。

なぜ人のことが気になってしまうのか。それには2つの要因があります。

1つは文明が発達したことです。

ほんの百数十年前までは自然の脅威に対して人間は無力でした。狩り、水くみ、災害対処などで、他者と協力しなければ生きていけないわけですから、他人との違いを意識している場合ではなかったのです。

しかし、現代ではこれらの脅威をある程度制御できるようになったので助け合いの意識が薄くなりました。ほとんどのことが、1人で完結することができてしまう時代。食事だってコンビニで買えば、他者と何の協力もすることなしにお腹を満たすことができます。

こうなると、相手とのちょっとした「違い」のほうが大きな問題と感じ、「気になる」ようになってきたのです。

もう1つは自分とは価値観や感じ方が違う「ちょっと変わった人」と出会いにくくなっていることです。

幼いころからたくさんの人と接していると「いろんな人がいるんだな」ということを体感として認識できるようになります。かつては、映画「男はつらいよ」のフーテンの寅《とら》さんや「釣りバカ日誌」のハマちゃんのような〝変わり者〟が、普通に親戚や近所にいたものです。

しかし、文明の発達の影響もあり、昨今は親戚や近所との付き合いが減りましたし、家族に病気の人や、発達障害をもった人、ちょっと変わった人などがいたとしても、いまは主に専門家が対応するようになりました。

それはその人のためになる一方で、いろんな特質の人と出会えなくなることでもありました。

そうなるとどうしても、「人はだれでも自分と同じように振る舞うはずだ」と錯覚してしまいがちです。

ところが、人は多様です。自分と違う特質、思考、感性をもつ人がほとんどなのですが、先の錯覚があると、他者の言動がいちいち「気になって」しまうのです。悪くすると自分に不利益をもたらされそうと恐怖や怒りに転じ、他者を排除したり攻撃したりするようにもなります。

コロナ禍で人間関係が希薄になって不安が増大した

「気になる」のは、人間関係だけではありません。

近年のいわゆるコロナ禍による健康不安も、現代社会の典型的な「気にしすぎ」を生む要素になりました。

コロナ禍が、気にしすぎ、つまり不安に拍車をかけたのは、後で詳しく紹介する蓄積疲労が主因ですが、人間関係が希薄になったことも大きな要因です。不安は人間関係が希薄になり「孤立」していると、一層掻き立てられるという特性があるのです。

本書では、人間の本質を理解するうえで、原始人の反応をもとに説明していきます。

というのも私は、現代人は「スーツを着た原始人」だと思っているからです。人間が文明社会に生活しているのは、ヒトの歴史の中で、わずか1%の時間に過ぎません。99%の時間は原始人として過ごしてきたのです。私たちは文明社会にいても、まだ原始人的な反応をかなり引きずっています。

逆に言うと、原始人的視点で考えると、私たちの思考や行動や反応の不可解さが納得できることが多いのです。

さて早速、不安についても、原始人的に考察してみましょう。他の獰猛《どうもう》な動物に比べてひ弱な人間は、生き延びるために2つの能力を伸ばしてきました。

「コミュニケーションする力」と「シミュレーションする力」です。

コミュニケーションする力は、仲間と上手に協力するためのものです。

もともと人は単体ではそれほど強い動物ではありません。そこで、言葉や文字を発明して丁寧に意思疎通ができるようにしました。そうすることによって連携して強い敵と戦ってきたのです。

つまり、人は、コミュニケーションの量や質が十分なときは、「生きていける」確率が高くなるのです。

ところが、これがコロナ禍で失われてしまいました。自粛で外出が制限され、直接人と会うことが減ったからです。

コミュニケーションの量と質が減る、つまり孤立を感じる状態は、原始人的に極めて危険な状態。それを、もう1つの「シミュレーションする力(不安)」で補おうとします。

これが、孤立すると不安が大きくなるメカニズムです。

不安は未来のリスクを予防する機能

それでは、その「シミュレーションする力」とはどんなものなのでしょう。

人間が生き延びてこられたのは、脳の記憶領域を発達させて、過去の経験から将来をシミュレーションし、予測できるようになったからです。

人類の歴史は600万年と言われていますが、農耕が始まったのは1万数千年前のことですから、人類の歴史はほとんどが狩猟時代なのです。

狩猟時代ではウサギを狩るとき、以前どこにウサギがいたかは非常に重要な情報です。また、そのときトラと遭遇するかもしれません。ですから過去、トラと出合った情報も重要になってきます。

将来を予測するためには、現在の状態をきちんと把握するだけでなく、これらの過去の情報（記憶）も大事になってくるのです。


不安は、「現在」と「過去」の情報から、「未来」の危険をシミュレーション

して、その対策を立てるまでの一連の働きをします。しかも、命がけの強いエネルギーで、心と頭と体を働かせるのです。これが「シミュレーションする力、不安パワー」です。

コロナ禍では、病気によるリスクがありました。孤立化によりコミュニケーションで対抗することもできなかったので、「シミュレーションの力」つまり、不安を一層強く発動して身を守ろうとしたのです。それで、一気に世の中のいろんなことが「気になる」状態になってしまったのです。

「不安」は悪いシミュレーションをする

同じ未来のシミュレーションでも、悪い結果を予測するのが不安ですが、一方でよい結果を予測するときは「希望」と言います。結論から言うと、不安は希望より頻繁、かつ強力に働きます。

「あそこに行ってウサギがいたらいいな」という希望は外れてもすぐに死ぬわ

けではないので、それほど真剣にシミュレーションしなくてもいいわけです。けれども、トラに出くわすと死ぬ可能性があるので、人は、希望よりも不安のほうに敏感になるのです。

マスメディアも悪い話のほうをこぞって報じるようになります。そのほうが関心を引くからです。風呂の雑菌の多さをイメージさせる洗剤のコマーシャルを見たことはないでしょうか。

テレビも新聞・雑誌も、人が不安に思うような情報をたくさん流していますが、これがもっとも先鋭化しているのがインターネットです。

ネット検索をすると、ＡＩが働き、その人が好みそうなサイトばかりが上位に表示されるようになります。試しに、他人のスマホで検索すると、同じワードでも自分のスマホとはまったく違った検索結果が出てきます。

ですから、不安なときインターネットで悪い情報を検索すると、当然それに該当する情報がヒットしますが、次からは、同じ傾向の悪い情報をスマホが勝手に教えてくれるようになるのです。そうしてネガティブな情報量が増えるほど、「みんなこう言っている。真実に違いない」と考えてしまいます。こうなると、だんだん客観的な現実からずれてきてしまうのです。

ネット上で不安を増幅させる情報ばかりに接することで、人はその情報をベースに世界を認識するようになります。

自分が得た情報によって認識した世界を本書では、「仮想現実」と言うことにします。

不安がりの人の仮想現実は悪い情報が主体で認識されたものですから、実際の現実とは乖離《かいり》があることもしばしばです。ですから「仮想」です。しかし本人にとっては「現実」。ですから「仮想現実」なのです。

また、仮想現実は個人ごとに違うものですが、昔は個人ごとの違いは、それほど大きくはありませんでした。接する情報が限られていたからです。

マスメディアの走りは江戸時代の瓦版《かわらばん》だといいます。それ以前は、情報は井戸端会議や飲み屋での会話など、限られたローカルなものしかありませんでしたから、一定の仮想現実が共有されていました。

ところが、大量の情報が流され、個人ごとに偏った情報を得られるようになった現代社会では、個々の仮想現実の間に大きなギャップが生まれました。

例えば、以前は、流行語大賞にノミネートされるような言葉はほとんどの人が知っていました。しかし、昨今は、ノミネートされてはじめて知ったという人が多くなっています。

私たちは、インターネットで、それぞれの「気になること」に関わる情報を集めた仮想現実を育ててしまうのです。それは現実とも、他の人の仮想現実とも違います。それぞれの「気になる」の内容、強度、方向性が違うのです。

これが現代社会の不安の特質で分断・孤立の要因の1つにもなっています。そしてあなたの「気になる」が他者から理解されにくい理由でもあるのです。

「気にしすぎ」は理性と原始人の戦い

不安をなくしたい人は、スマホからアプリを消すように不安を取り除きたいと思っています。しかし、不安というアプリを消去してしまうとその人はすぐに危険にさらされます。**不安は生き残るために必要な心の機能だからです。**

例えば、私のところにも「会社が3か月後に倒産するらしいから不安だ」という人が相談に来ます。不安になるのが当然で、これで不安にならないほうがおかしい。不安になるから次の仕事を探そうという考えが立ち上がってくるわけです。もし、再就職活動をしなければ、将来の安定した生活、果ては生存さえ危ぶまれます。

失くしてはいけない「必要な不安」があるのです。

一方で、どう考えても不安になる必要がないこと、例えば「知り合いに会って何か言われるのが不安で、近所のコンビニにも行けない」というのだと困ります。こういう方は少なくありません。

これも私たちの心が「原始人仕様」だから起こることなのです。

原始人の場合、獲物を獲りに山に入ったらクマに出くわす可能性がありました。自分が弱っているときなど、棲家にすくんでいるほうが確実に生き延びられたのです。その状態にさせてくれたのが、「不安」なのです。

ただし、現代社会では、その不安は行きすぎです。コンビニに行ったって命はとられません。

このように、現代人の不安は、過剰になりがちです。理性では「リスクはない」と答えが出ているのに、原始人的な不安がざわざわしてしまう。これが自分でも「気にしすぎ」と感じる状態です。

「気にしすぎ」はなぜつらいのか、一番は疲労

これまで見てきたように、不安(気にすること)は本質的かつ必要なことです。

しかし、みなさんが「自分は気にしすぎ」だと感じて本書を手にとられたのは、それが「苦しい」からでしょう。

その苦しさに対処していくためにも、その苦しさの本質を考えてみましょう。

気にしすぎでまず苦しいのは、疲労です。

何かをずっと気にして、情報をとり、リスクを考え続けているのは大変疲れるものです。それだけではありません。リスクを回避するための行動をもとらなければなりません。コロナ禍で言えば、手洗いやうがい、触れたものをすべて消毒するなど、物理的な手間が増えてきます。

さらに、不安は、増殖していきます。悪い情報をどんどん集め、自分で自分の首を絞めるように、不安を高めていくだけでなく、他の感情を発動させ、消耗を深めるのです。

他の感情を巻き込んでさらに苦しくなる

気にしすぎが苦しくなるときは、他の感情を巻き込んで、精神的な消耗をさらに大きくしているという特性があります。

不安は怒りや恐怖、嫌悪感などといったネガティブ系の感情を誘発します。

もともとの恐怖や怒りは「ファイト・オア・フライト反応」(戦うか逃げるか

の反応）といってその場限りのものです。森でクマに出くわしたときに「逃げるための恐怖、戦うための怒り」は、その場だけで発動するもので、クマをやり過ごしたあとは徐々に収まっていきます。

動物も身を守る必要があるので、恐怖や怒りの感情はもっていると思います。ところが、人間は、さらに不安によって長期予測をします。現状を観察し、過去を検索し、将来を予測します。そしてその結果によって、恐怖や怒りなどの感情も発動させ、危険を予防するのです。

つまり、恐怖や怒りなどは、気にしすぎによって、一過性のものではなく、常時発動するようになるのです。

こうしたネガティブ系の感情は、防御のために、体と脳を命がけで働かせるので大きなエネルギーを消費します。ですから不安な状態が長引くと、疲れがたまり、生体として弱い状態になるので余計に不安になるという悪循環となりがちです。

人間関係のトラブルに発展しがち

気にしすぎの苦しさは、それだけではありません。気にしすぎは、リスク回避のために発動します。このとき、他者との関係が大きな意味をもってくるのです。人にとって「他者」の動きは、助けられるにせよ攻撃されるにせよ、リスクに直結するからです。

例えば、コロナでは、しっかり感染対策をしている自分に比べ、周囲の人が同じように行動してくれないと強い不安を感じ、それが苛立ちや対人恐怖的な対応に発展します。

さらに、気にしすぎることで、他者と生活のいろんな面でぶつかり、そこで人間関係が悪化してくると、その修復のためにも、また多くのエネルギーを使うのです。さらにもし下手をして孤立することになったら、気にしすぎがぐんと悪化するメカニズムは先にご説明した通りです。

自信の低下

このように、気にしすぎが苦しいのは疲労するからです。ただ、気にしすぎの人をカウンセリングしていると、もう1つ大きな苦しみを抱えていることが多いのです。それが、**自信の低下**です。

自信というのは、「何とかやっていける」という実感ですが、これが薄れると、「何とかしなきゃ」という不安が強くなります。つまり、気にしすぎが悪化するのです。

「気にしすぎ」の人の自信の低下には、いくつかのパターンがあります。

①小さなことを気にしすぎる自分への自信低下

②他の人と比べての自信低下

③気にしすぎへの対処がうまくいかないことでの自信低下

これらの自信低下は、いくつかの「思い込み」のせいで強くなってしまっている場合があります。その思い込みをゆるめるのが本書の1つの目的です。

本書ではここまで、①小さなことを気にしすぎる自分への自信低下については、「気にしすぎは生命維持に必要な機能であること」をお伝えしました。

また、②他の人と比べての自信低下に対しては、「現代社会の仮想現実は人によって違う」という見方もできることを説明しました。

次に、③気にしすぎの対処がうまくいかなかった……というテーマを取り上げます。

あなたの気にしすぎへの対処がうまくいかないわけ

苦しいあなたは、気にしすぎに自分なりに対処してきたはずです。でも、なかなかうまくいかなかった。

ここにも、いくつかの「思い込み」が関わっています。

気にしすぎは、「我慢でコントロールできる、そうするべき」と思っていいま

せんか。

そう思っていると、我慢できない自分に落ち込みます。すると、今度は「気にしすぎは気になる問題を解決しない限り小さくならない」と考えているかもしれません。

あるいは、「気にしすぎはどうせ変わらないものだ」と思っていませんか。

こういう考えがあると、気にしすぎへの対処をあきらめてしまいます。

実は、いずれも間違いなのです。

気にしすぎは我慢でコントロールできる、すべきという誤解

私たちは心をコントロールできると思っているし、コントロールしなければいけないと思っています。

子どもから大人になる過程で、気にしすぎだけでなく、喜怒哀楽、やる気、責任感、愛情など、心をコントロールする術《すべ》を身につけるよう教育されます。

本能のままに行動するのは、子どもっぽいこととして敬遠されます。そしてその方法は、基本的に「我慢」です。

そうして育つので多くの人は、自分の心は我慢でコントロールできる、しなければいけないと思っています。

ところが、**人の思考や感じ方は一定ではなく、心身の状態に大きく左右されます。**つまり完全にコントロールなどできない。これが実態なのです。

「コントロールしなければならない」は努力目標であり、「コントロールできる」は幻想です。常に一定であることを前提にしないと、友達と会う約束もできないし、仕事もままなりません。

しかし、実態は、人間の気分や意欲は、どんどん変化していくものです。

同じものを食べてもお腹が減っているときほどおいしく感じるし、疲れているときのかばんは重く感じるものです。外界のものは不変でも、自分が変化していると、違うように感じます。

情報のとらえ方も、自分が弱っているときほど危機を知らせるような情報に

敏感になってしまうのです。

さらに、コントロールするための「我慢」も、心身のバランスが崩れてくると効果がなくなってくるのです。

「感情を我慢でコントロールできる、すべき」と思っている人は、できない状態に直面しても、「できるはず、みんなもやれているのに」と我慢にしがみつきます。

我慢はさらなるエネルギーを奪い、できない体験は自信をむしばみ、結果的に、気にしすぎを強めてしまいます。

そのあたりの詳しいメカニズムは3章でお伝えします。

「気にしすぎ」は変えられないという誤解

我慢でのコントロールが破綻すると、自分を守るために、「この気にしすぎの性格は変えられない」、あるいは、「この問題がなくならない限り、この不安は消えない」と思い込み、自分で対処するのをあきらめてしまう場合もあります。

あきらめても、気にしすぎの苦しさは続くので、「苦しさに何も対処できていない」という自信の低下が生じ、それがまた気にしすぎを大きくしてしまいます。ですから、この思い込みを何とか修正しましょう。

実は、**気にしすぎはゆるめられます。**我慢以外の方法があるのです。その方法論は、2章以降でご紹介します。

また、外的問題が解決しなくても、気にしすぎを楽にすることも可能です。というのも、実際は、不安は外的問題とは関係なく増加したり減少したりする部分があるからです。

例えば、携帯をなくし、必死に探してようやく見つかったとき、安堵《あんど》はしますが、何か漠然とした不安がしばらく残ることがあります。「もう心配する必要はないのに、頭ではわかっていても不安が消えない」ことがあるのです。

不安は、感情です。現実問題は、感情がON・OFFになる1つのきっかけに過ぎません。自分の体調が悪いときや孤立しているときなど、外界に何の変化がなくても、不安は立ち上がります。

逆に言うと、**どんなに現実問題が悪化しても、気にしすぎの苦しさをゆるめることはできるし、そのために、効果のなくなった「我慢」以外の方法もあるのです。**

「気にする」ことは必要、「気にしすぎ」は単なる比較

さて、では具体的な方法についての考察を進める前に、ここで、「気にしすぎ」とはどういう状態なのかを、もう一度整理しておきましょう。対処するべきターゲットと目標値をはっきりさせておきたいからです。

「何かが気になる」のは普通の状態です。

何かが気になるのは、例えば、ファッションデザイナーであればファッショ

ンのことを気にしていなければいけないし、料理人であれば日々、口にするものの味が気になって当然です。気にするからこそ、上手に対応できるのです。

このように「気になる」は人としてある意味、当然の状態です。

では、気にしすぎ、になるのはどういう場面でしょう。

原始人的な不安が理性に従わないとき、自分自身で「気にしすぎ」を感じることは前にも触れました。

その他にも、**「気にしすぎ」という感じは、だれかとの比較によって生じます。**それぞれの仮想現実は異なるもの、と理解しても、やはり自分がおかしいのではないかと感じてしまいます。

実は、気にしすぎに正しい、正しくないはなく、単なる比較なのです。

ある人は気にしないのに、自分は気にするというとき、気にしすぎ、と思うかもしれません。一方であなたのほうが、彼が鈍感なだけ、と感じることもあるでしょう。どちらが正しいかなんてわかりません。

もし多くの人がスルーするリスクに対し、自分だけ反応するときは、気にしすぎを強く感じるかもしれません。しかしそれとて、本来はあなたのほうが適正に反応しており、世の中のほうが鈍いだけかもしれません。

東日本大震災の原発の事故のときのことを思い出してみてください。あのとき、放射能の影響についてみんなが不安になりました。あなたはどうだったでしょう。

そしてあれから10年以上が経ったいま、放射能の影響のことは世の中で話題に上らなくなりました。あなたはどうでしょう。

このことから考えてもわかるように、人々が「気にするレベル」の平均値は変動するものです。また、あなた自身の気になるレベルも変化しているはずです。

何かと比較して「気にしすぎ」と感じるとき、どちらが正しいかどうかなどわからないので、「気にしすぎ」だと感じることを、気にしすぎることはありません。「私のセンサーは高性能」だと、堂々としておけばよいのです。

「気にしすぎ」のメリット、デメリット

気にしすぎは単なる比較の問題。それだけでダメなことではありません。

本来ヒトは、いろんな状況の変化に対応できるように、いろんなタイプを準備しているのです。力の強い人・弱い人、背の高い人・低い人、明るい人・暗い人……。どちらがいいというわけではなく、どちらにもメリット、デメリットがあるので、存在しているのです。

気にしすぎもそうです。気にする人と鈍感な人。気にする人は、早めにリスクに気がつき対応できます。しかし、疲れやすいのです。鈍感な人は、あまり心配しない分ゆったりと過ごせますが、危機への対処が遅れ、命を失うリスクがあります。

非常に不安な状態でいる人もいれば、いつでもどんと構えている人もいて、両極端の人の数は少なく、その中間の人がたくさんいるはずです。こういう集

団を正規分布といいます。正規分布とは、グラフの横軸が特性の強さ、縦軸が人数であった場合、左右対称の山なりの形状を示す分布のことです。

このように多様性があるのも、生き残り戦略の1つです。非常に不安な人も、どんと構える人も、集団として大切な役割があるのです。

たまたまあなたは、気にしすぎのタイプだ、というだけで、決して悪いことでも、不利なことでもありません。血液型と同じようなものです。

過剰な気にしすぎに対処する

では、対処するべき「気にしすぎ」とはどういうものでしょう。

端的に言うと、**気にしすぎで、自分が苦しいかどうか、です。**

苦しいにもレベルがありますが、その苦しさによって「生活に支障が生じているか」が1つの判断基準です。

もしくは「周囲の人が振り回されてしまう」場合、これも何らかの対処が必要でしょう。特に一緒に仕事や生活をする人の苦しさは、大きくなりがちです。これらのときにはじめて過剰な「気にしすぎ」として問題になってくるのです。

本章では、「気にしすぎ」を気にしすぎないための知識と、どんな気にしすぎを対象にして修正していけばいいのかを紹介してきました。

次章では、感情が仮想現実をつくる機能の細部を紹介します。また、現代人の気にしすぎの度合いが、蓄積された疲労により大きく影響を受けるメカニズムを解説していきます。

第2章

疲労は理性と感情に影響する

理性と感情の2つのコンピュータ

原始人的基準で発動してしまう感情は、現代社会では過剰反応になりやすいとお伝えしました。言い換えれば、そのときは、理性のコントロールが効かなくなってしまい、感情にのっとられている状態です。

私たちには、理性コンピュータと感情コンピュータの2つが搭載されています。この2つは、もともとの役割が違います。

理性は脳の部位で言うと、大脳新皮質が担当しており、総合的に考えた上で合理的な利益を得ようとします。**使用言語は、論理とシミュレーション**です。

一方の感情は、脳の部位で言うと脳幹や大脳辺縁系が担当しており、恋愛（感情）から怒りまで、瞬時に環境に適応させられるように心と体を一瞬で変える、いわば「変身させる機能」です。怒りであれば、瞬時に戦闘状態にして

理性コンピュータと感情コンピュータ

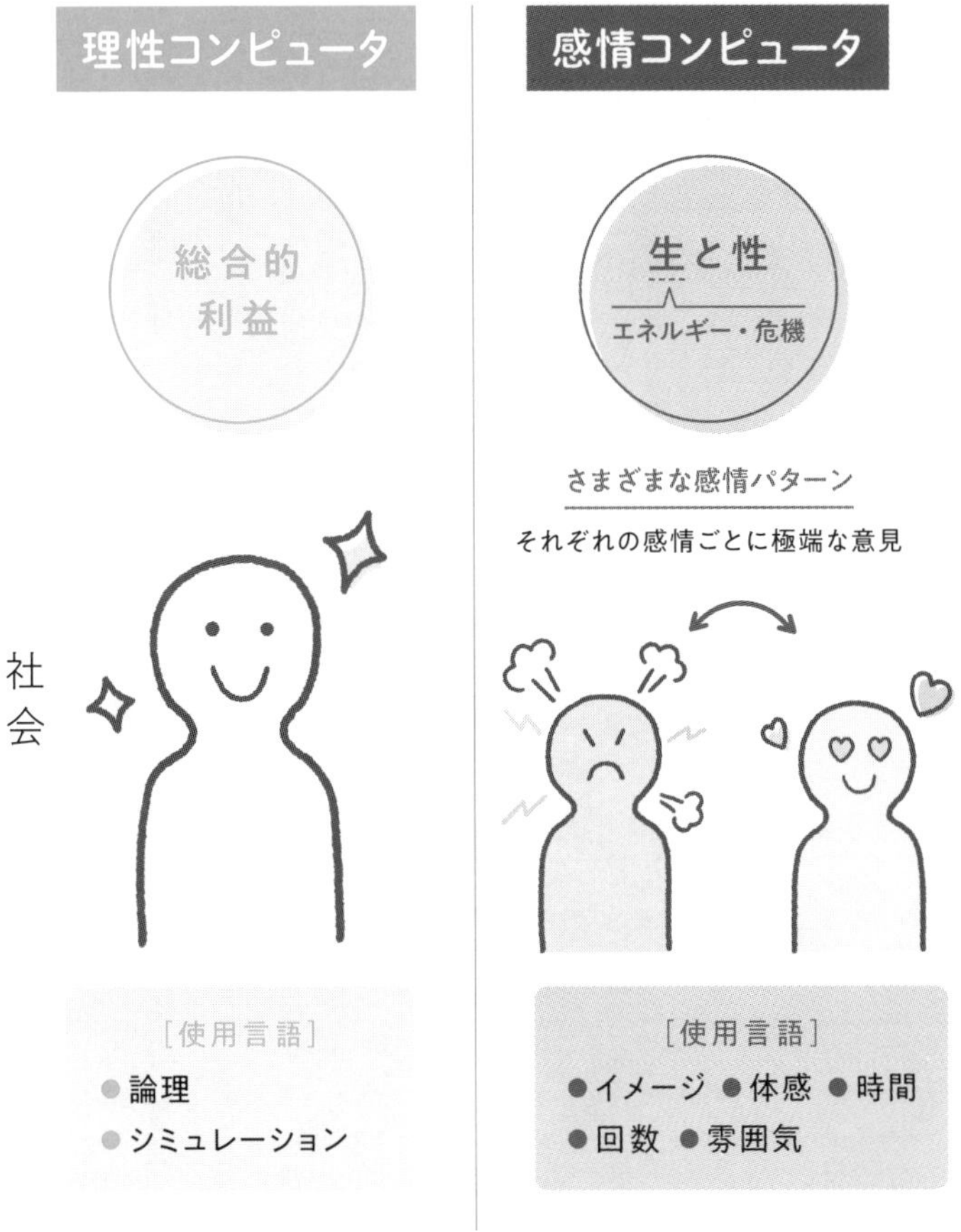

理性コンピュータ
総合的
利益
社会
[使用言語]
論理
シミュレーション
感情コンピュータ
生と性
エネルギー・危機
さまざまな感情パターン
それぞれの感情ごとに極端な意見
[使用言語]
イメージ
体感
時間
回数
雰囲気

くれます。拳に力が入り、自分は攻撃されている、相手に絶対に勝てるんだ、相手を打ち負かしていいのだという信念が強くなります。恐怖であれば、逃げる体をつくりつつ、相手が襲って来るという思いが強くなり、疲れていても走り続け、逃げられるようにしてくれます。

理性が長期的、かつ社会的な関わりまで視野に入れ、総合的に判断して利益を得ようとするのに対し、感情のほうは「生」、つまり個体として生き延びようとすることと、「性」、つまり子孫を残そうとすることの2つを最優先して働きます。

感情の使用言語はイメージ、体感、時間、回数、雰囲気です。

恋愛で、結婚したら裕福な生活ができるとか、私のスペックはこうだからと論理で訴えてもなかなか響きません。それよりも素敵な夜景の見えるホテルの最上階で、ゆったりとした音楽を聴きながら愛を囁《ささや》くほうがその気になるものです。

感情の仮想現実、３つの特徴

感情が私たちを動かすとき、感情の使用言語であるイメージと体感を使います。 このイメージを仮想現実と呼んでいます。例えば、恋愛の感情は、あなたをより相手に近づかせようとするので、あなたに、美しく魅力的な相手のイメージを見せてくれます。そしてドキドキ、ソワソワの体感が行動を促すのです。

この仮想現実は、「あばたもエクボ(好きになったら欠点もよく見えるということわざ)」のように、他の人には違うものに見えているのですが、本人にしてみれば、まさに「現実」そのものです。

さて、この感情の仮想現実は、３つの機能で加工されます。

１つ目は、「増幅機能」です。

例えば、先の恋人の例で言うなら、現実より数段美しく見える機能です。

一方、不安や恐怖の感情の場合、そのリスクを強く感じたほうが早めの対処ができるので、相手が普通の顔をしていても「睨《にら》んでいた」というイメージに増幅されるのです。

2つ目は、「視野限定・集中機能（クローズアップ機能）」です。

特に不安などのリスク対処の感情の場合、危険性を感じるある出来事、ある対象だけが、とても大きな問題としてクローズアップされ、他の対象には注意が向きにくくなります。

会議でしかめっ面をしている人が数人いただけで、「みんなが反対していた」という仮想現実になってしまいます。

インターネットで自分のことを検索することを、エゴサーチと言いますが、ここでも同じことが起こります。

有名人が、たくさんのファンの中の1、2人がネガティブなことを言っただけでそれを非常に気にしてしまうのです。

論理的には間違えているように見えますが、実は、原始人的には正当な反応なのです。10人中9人が好意をもってくれていても、1人でも自分に敵意をもつ人がいれば、その人が襲いかかって来る可能性があるからです。だとすると、この敵対する人を集中的に観察して、その人の能力や意図をずっと考えて気にしていなければなりません。

これはその人の仮想現実なので、「99・9%はあなたのファンなのだから気にすることはない」と言っても本人は納得しません。

このように感情がONになると、視野が限定され、気になることに過剰集中してしまうのです。

3つ目は、「ワープ結論機能」です。

途中の段階をすっ飛ばして結論に直結させてしまう感情の働きです。

例えば、コロナに対する不安。コロナにかかって死ぬ確率がインフルエンザ相当であったとしても、より悪い状況を想像して「コロナにかかったら死ぬ」と考えてしまいがちです。宝くじは当たると思えないのに、コロナにかかって死ぬことはより現実的に考えてしまうのです。

これも原始人的には正しい機能です。例えば、登山に行ってその山で、もしかするとクマに遭遇するかもしれない。自分がたまたま1人で逃げても、追いつかれて襲われて死ぬ……と思ったら、その可能性をゼロにするために「山に行かない」選択肢をとることになります。

理性が強いときなら、確率で考えたり、冷静にシミュレーションして合理的な判断ができますが、感情が優位なときは、過程を飛ばして最悪の結論にワープしてしまうのです。

不安は行動をすくませる

不安が立ち上がっていると、いまある情報を、増幅したり、限定・集中させたり、ワープさせたりした結果、危機を過大評価します。その結果、対処の行動に進むだけでなく、「すくむ」という行動にもつながります。

心にはすくむことで危険を回避しようとする機能があるのです。

先の例で言えば、クマに遭遇する確率をゼロにするために「山に行かない」という行動がそれです。これはコロナ禍においても顕著に見られました。「危険な可能性が少しでもあるなら、それをゼロにする方法を選ぶ」というふうに進んでしまった結果が緊急事態宣言などの〝自粛〟でした。

これは、当初、新型コロナウイルスの特性がよくわからなかったころの対応です。人はわからないものに対して恐怖を抱きます。幽霊や宇宙人に恐怖を感じるのは、わからないからです。新型コロナウイルスもその特性がよくわからなかった段階では不安が強く、社会的にすべてが「すくむ」ほうに流れていきました。

理性で抑え込めるのは小さな不安だけ

私たちが危険な情報に接したときに、「不安」が立ち上がります。しかし、心身ともにバランスがとれているときであれば、理性で、ある程度これを抑え込むことができます。

ただ、**理性で抑え込むことができるのは、不安が小さいときだけ**です。

不安が大きくなっているのにあいかわらず理性で抑え込もうとしてもうまくいきません。

すると、うまくいかないことで、自分を責め、自信もなくします。自信がなくなってくると、当然ながらさらに不安が増大します。

ですからアプローチを変える必要があります。不安を理性で抑え込もうとするのではなく、別の方法を考えることです。

具体的な対処法の前に、不安がどういうときに「大きく」なるのかを理解しておきましょう。

いろんな要素があるのですが、現代人の不安が大きくなる一番の原因が、「蓄積された疲労」なのです。

蓄積疲労の3段階

人間は疲労が蓄積するにしたがって不安が強くなります。

疲労が蓄積しているということは生物的に弱っている、命が危ないということを意味します。そこで、自分の命を脅《おびや》かす危険を、より必死に予測しようとするのです。

疲労の蓄積状態（以下、蓄積疲労）には程度があり、私は、1段階疲労＝1倍モード、2段階疲労＝2倍モード、3段階疲労＝3倍モードの3つのレベルに分けて解説しています。

1倍モードは通常の状態。疲れるようなことがあっても、しっかり眠ると、次の日は、朝スッキリ起きられて元気でいる状態です。

多少の無理をしても、数日で解消します。

何らかの原因で少し疲れがたまって1倍モードの下のほう（2倍モード近く）になると、不眠や食欲不振（過眠や食欲過多）などの兆候が見られるようになります。

この段階での不安は、普通の不安（気になる）です。

2倍モードは、疲労が進んで仕事や家事などに負担を感じ始める状態。不眠や食欲不振がはっきり見られ、だるさ、頭痛、めまい、目や肩の痛み、耳鳴り、吐き気など、まずは体の変化が顕著になります。

2倍モードとは、同じ作業でも、2倍疲れるし回復までも2倍かかる、同じ出来事に遭遇しても、2倍ショックを受け2倍感情的になる状態です。

何をするにも億劫、面倒くさいと感じてしまいます。イライラしていて、些細なことで怒ったり傷つきやすくなったりします。

酒やたばこが増える、甘いものを欲するようになる、衝動買いをするようになるなど行動にも変化が見られるようになります。

ところが多くの人は、この段階までは、自分で不調を否定し、周囲にもわからないようにして日常を送りがちです。これを「表面飾り」と呼んでいます。

現代人はこの2倍モードの人が増えています。

このときの不安は、いつもより2倍大きな不安です。以前の自分や他の人と比べて「気にしすぎ」を感じ始めるころです。

小さいことにも不安を感じ、それが積もり積もって、自分でも何に不安なのかがわからない「漠然とした不安」を感じることもあります。

3倍モードは、さらに疲労が進んで、3倍疲労しやすく、3倍傷つきやすい状態です。

エネルギーが低下しているので、それまで興味のあったことに関心がなくなり、無気力、集中できない状態になり、やる気が起きません。

楽しみを見出せず、行動ができなくなり、他者からのアドバイスも受け入れません。

自分がコントロールできない感じがして、自信を失って、自分を責めるようになります。「仕事を辞めたい」「いなくなりたい」「死にたい」と、考えることもあります。いわゆる「うつ状態」です。

ここまでくると周囲の人からは完全に別人になってしまったように見えます。通常、表面飾りも破綻します。

ただし中には、表面を取り繕って以前と変わらない自分を演じ続ける人もいます。他人に自分の弱さを見られまいとして隠してしまうために、周囲からの支援が受けられず、突如として仕事を辞めたり、失踪したり、倒れて入院するといった形で表出します。

この段階での不安は、3倍の不安。他の人から見たら、病的な感じです。周囲が「そんなこと起こらないよ」と論理で説明しても、全く受け入れようとしない状態になります。かなり苦しい気にしすぎ(過剰な気にしすぎ)になっており、しかもそれを自分ではコントロールできないので、自信を大きく失ってしまいます。

蓄積疲労の3段階（1倍～3倍モード）

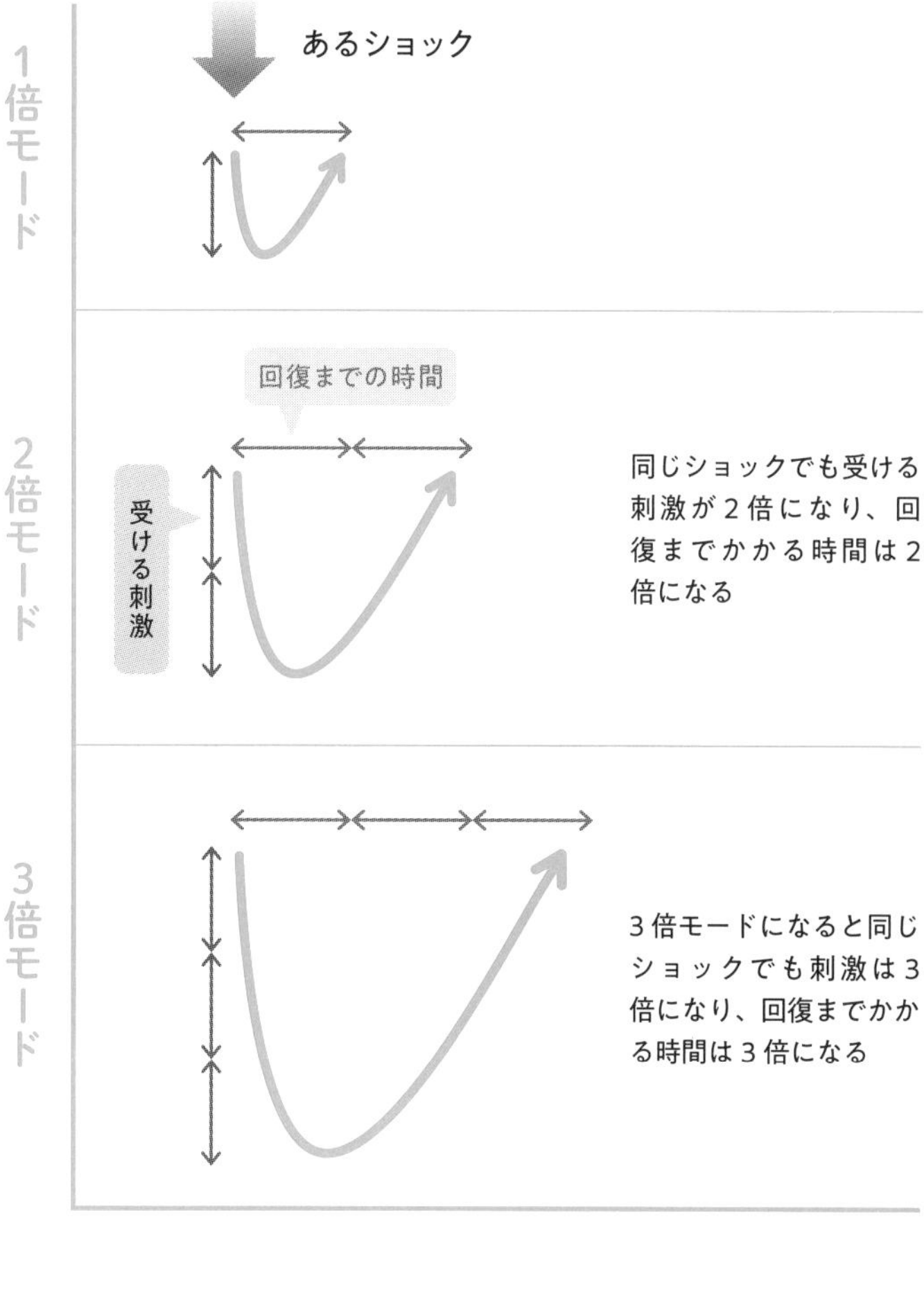
あるショック
1倍モード
2倍モード
回復までの時間
受ける刺激
同じショックでも受ける刺激が2倍になり、回復までかかる時間は2倍になる
3倍モード
3倍モードになると同じショックでも刺激は3倍になり、回復までかかる時間は3倍になる

蓄積疲労の1倍モードは理性が8割、3倍モードは感情が8割

人間の思考は、蓄積疲労の段階によって理性と感情の比率が変化します。

1倍モードのときは、理性が8割で、感情が2割で考えます。理性的に考えることができ、その思考の結果はまっとうなものであることが多いのです。冷静に考えて統一感のある行動ができ、切り替え、割り切りもできます。問題解決の思考をすることができ、その思考で落ち着くこともできます。

問題解決のためのヒントを求め、大きな視点で物事をとらえることができ、たとえトラブルが起きたとしてもそれを克服することが成長の一環になると考えることができます。

この段階では、仕事や趣味に集中できますし、楽しさを感じられます。

2倍モードのときは、理性と感情が半々で拮抗している状態です。

理性で考えた答えではどうしても納得できず、葛藤が大きくなります。弱っ

「感情的」の3つのレベル

感情的（苦）

1倍モード　感情20：理性80

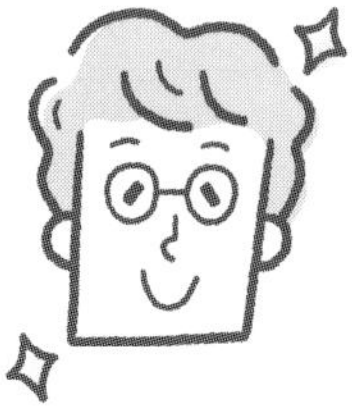

- 理性的に考えて統一感のある行動ができる
- 切り替え、割り切りができる
  問題解決の思考で落ち着く
- 問題解決のためのヒントを求める、
  新たな視点で大きな変化
- トラブルを成長の一環としてとらえる
- モチベーションを刺激したい

2倍モード　感情50：理性50

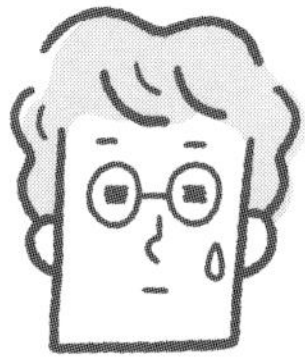

- 傷つきやすい、根気のない自分に
  自信を失い始める
- イライラ・不機嫌、うっすらとした不安、
  染みついた悲しみ
- 体調も良くない
  （不眠、身体のさまざまなトラブル）
- パフォーマンスの低下
- 弱みを見せたくない（認めたくない）

3倍モード　感情80：理性20

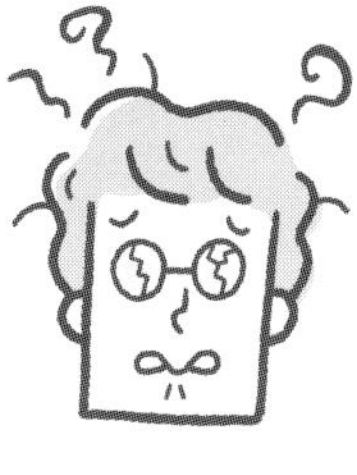

- 山積した問題に圧倒、過剰にネガティブ、
  楽しみを見出しにくい
- 過剰に不安、将来に希望をもてない、
  過剰に自分にダメ出し
- 思考が回らない、集中できない
- 行動ができない、やる気（意欲）が出ない
- アドバイスも受け入れない、
  体調不良がひどくなる

てきた理性で必死に感情を抑えて、表面を飾っている状態です。

この段階では、目の前のことに集中して対応しているので、楽しさは感じにくくなっています。

3倍モードになるともはや感情が8割を占めます。

冷静な判断、合理的な選択はできなくなってしまいます。感情にのっとられてしまった状態です。残っている2割の理性で、本来はこうするべきだとわかっているのに、まったく違うことを考えてしまう、行動してしまう自分に自信を失います。この状態では、毎日が必死で楽しさはありません。この状態で我慢して何か続けていると、あまりにもつらくて、トラウマ的な記憶になってしまうことがあります。

「自分は変化する」ことを思い出そう

人は、ある課題に対応できないとき、普通「手ごわい問題だから答えが出ない」と考えます。

ところが、こんなことはありませんか。

明日中に策を講じなければならない問題がある。必死に考えて夕方になっても解決策は出てこない。家に帰っても出てこない。ついに深夜になってしまった。今日はもうあきらめようと思い、眠ってしまった。そして、朝、起きてみたらあっさりと問題点が整理できて、決断できた。

このとき、変化したのは問題のほうではなく、明らかに自分のほうです。眠ることで思考力が戻り、解決策を見つけることができたのです。

実はこのようなことはいつでも起こっているのです。

お腹が空いているときのほうが食事をおいしいと感じるものだし、同じ距離でも、疲れていると遠いと感じるものです。

自分が変わったのに、外の環境のほうが変わったように思えてしまいます。

このように感じてしまうのは、第１章で触れたように、**「自分は一定であ**

る」という思い込みがあるからです。

ところが本来、人はそんなロボットのようにはいきません。原始人、もっと言えば、動物に近い存在が人間なので、時間の経過や環境に合わせてどんどん変化します。

気にしすぎのことを考えるときも、「自分の感受性、つまり感じ方は変化する」という事実をまず知らなければなりません。気にしすぎる自分を感じたら、もしかしたら疲労のせいで、自分自身の感じ方が2倍、3倍に強まっているのかもしれないと考えてみてください。

現代社会は情報の刺激で疲労する

「でも、自分は疲労なんかしていない、疲れを感じてないし、そんなに疲れるようなこともしてない」あなたはそう思っているかもしれません。

現代社会は蓄積疲労が起こりやすい面があるのですが、その主因は情報なのです。情報という刺激が、過去とは比べものにならないくらい身の回りに溢れているからです。

現代人が1日に接する情報は、平安時代の一生分、江戸時代の1年分という試算があります。

ヒトという動物にとって、明らかに現代社会は情報過多だと感じます。

情報は必要ですが、情報が多すぎると、その分感情が刺激され、エネルギーを使い、疲労するのです。ただこの場合は「疲労するようなことをした」という自覚や、「疲労している」という実感がないのが恐ろしいところです。

例えば、子どもの安全が脅かされる事件や事故のニュースを見たり聞いたりしたとしましょう。親にとって子どもの安全は一番の関心事ですから、子どもが犠牲になるニュースは大変刺激が強く、身も心も緊張し、それがしばらく続くのです。

さらに、1章でも説明したようにインターネットの社会では、個人の不安をあおるような映像や音響が降り注いできます。理性では、「遠くのこと、過去のこと」と思っていても、感情の言語を通じて接する情報は、「身近な現在の危険」と感じてしまうのです。

だからと言って、「疲れることをした」という認識はありません。情報による感情疲労はとても大きくても、意識の裏で働いている疲労なので、自覚しにくいのです。

昔は、情報は積極的にとるべきものでした。しかしこれからは、情報とは適切な距離を置くことが、私たちが穏やかに生活し、健全に判断するために必要になってきているのです。

疲れていることを言い出しにくい社会

現代社会は情報の刺激だけでなく、さまざまな要因で疲れがたまりやすくなっているのですが、その反面、疲れていることを周囲に言い出しにくい雰囲気があります。特に日本人はそうです。

農耕時代では、みんなで協力しないと作物が収穫できませんでした。稲刈りのとき、疲れているから休みたい……は許されなかったのです。1人でもそれを許すと統率がとれないからです。**つまり和を尊ぶ日本では、「疲れた」が主張しにくい文化になっているのです。**

現代でも嫌だと思いつつ、それでも会社に行く人が多いので、働いていない引きこもりを落伍者のように思ってしまいます。「たとえつらくても会社に行く」のが正解だと思っている人は少なくありません。しかし、私から見ると引きこもっているほうが正解に見えます。

引きこもりは、「何らかの理由でエネルギーが低下してしまったので、本人にとっての危険から距離をとって回復しようとしている状態」です。元気なときもあれば、引きこもるときもあっていいはずです。むしろ、必要なときに引きこもることができない人のほうが問題だと感じます。

エネルギーが低下しているのにそのままがんばってしまうと、消耗が進み苦しいうつ症状が生じたり、その他の病気になったりします。休めずにがんばって思いつめてしまい、自死する人もいます。

引きこもりは休んでいる状態、充電している状態です。うまくエネルギーを回復できると社会に出て行ける人はたくさんいます。

まずは疲れていることを認める

私はメンタルに問題を抱える多くのクライアントを支援してきましたが、疲労をとるだけで改善する人が本当に多いのです。

ところが、疲労が原因であることを丁寧に説明しても、最初は疲れを認めようとしない人は少なくありません。ですから、**まずは自分が疲れていることを認め、休む必要性を実感し、納得する必要があります。**

ただ、疲れを感じることは、実際は難しい面もあるのです。人間は疲れを感じないようにすることができる能力を備えているからです。

どういうことかと言うと、狩猟採集時代、猛獣に追いかけられたときは疲れていても生きるために走らなければなりません。こういうときは疲れを感じないどころかむしろ元気になるのです。

さらに農耕時代以降は、先述したように疲れていても共同体の利益のために休まず働くことが美徳とされて育ってきていることもあり、疲れを感じない、感じにくい日本人ができあがっているのです。

自分の疲労に気がつきやすい5つのポイント

ここまで、「気にしすぎ」が性格の問題などではなく、現代人が陥りやすい蓄積疲労の「結果」である場合が多いということ、しかしその蓄積疲労には気づきにくいこと、などを説明してきました。

では疲労の蓄積に自分で気づくにはどうしたらよいのでしょうか？

これまで段階ごとの説明で紹介したことの中でも、いくつかの重要なポイントがあるので紹介しましょう。

不安が強い場合、1倍モードから2倍モードに入りかけている段階で不眠が出てくることが多いのです。それ以降、疲労が深まるとともに不眠も強くなります。

①不眠

不安は気のせいと思えても、不眠は自分でも否定しにくいものです。

不眠とは、夜になっても警戒状態が解かれていない状態です。不安が強いとリラックス状態にならないため眠気が起きません。むしろ頭はさえて、気になることをぐるぐる考えてしまいます（しかし感情の思考なので、論理的に考えられてはいません）。

夜は原始人的には、一番襲われる可能性が高い時間帯なので、警戒状態を強めて眠らない状態にすることで自らを守ろうとしているのです。つまり、眠れないのではなく、眠らないようにしているのです。そんな人は、朝方になると眠れます。原始人的に安全な環境になるからです。

②ミスが増える

不安が強い人、つまり「気にしすぎ」の人は、2倍モードになるとミスが目立つようになります。不安とは、原始人が棲家の外の猛獣の気配に耳を澄ましている状態です。その状態では、手もとの作業には集中できません。

現代人でも、やるべき仕事や勉強に集中できず、効率が悪くなったり、ミスが増えたり、物忘れが多くなるのです。小さな事故やケガも多くなります。

③体調不良が目立つようになる

2倍モードの状態が改善されずに長引くと、不眠、食欲不振に加え、倦怠感や頭痛、めまいなど体の不調が悪化してきます。免疫力が低下して感染症にもかかりやすくなります。

一過性のストレスであれば、不眠や食欲の低下がせいぜい1、2週間続くぐらいで、体調全般が悪化することはあまりありません。しかし、疲労からくる場合は、不眠、食欲不振以外にもさまざまな体調不良が生じ、悪化し、長く続きます。

この場合、器質的なものではなく、疲れて弱った体が、何とか本人に活動を停止させようと、どこそこに痛みやつらさを出しているのです。体でブレーキをかけようとしている状態と言えます。

そのため、病院に行っても、なかなか身体症状が改善しないことが多いのです。

④対人恐怖と怒り、自責

2倍モードに入ったときに出てくるのが、対人恐怖と怒りです。

2倍モードでは、警戒心と負担感、被害者意識が強くなるので、イライラが出てきます。

さらに、エネルギーが減ってきて我慢する力もなくなってくるので、そのイライラを抑えることができず、爆発してしまいがちです。攻撃的な物言いが増えたり、他人にイライラをぶつけるなどのトラブルとしても表面化します。

そんなとき、善意の他人がアドバイスをくれても、逆に反発してしまいます。

2倍モードのストレスを怒りとして表現できないタイプの人は、対人恐怖という形で出ることもあります。人との接触を極端に避けるようになります。

イライラでも対人恐怖でも、そのことで自分を責めるサイクルが始まると、疲労は一気にかさんでいきます。

⑤特定のものやことにしがみつく

2倍モードの状態になると、ストレス解消法に変化が出てきます。

2倍モードでは、趣味や気分転換が少なくなる人がいます。楽しさよりむしろ負担感を感じるからです。

一方で寂しい感情を紛らわせたくてアルコールや恋愛、SNSでの付き合いやゲーム、買い物などに必死にしがみつこうとする人もいます。この場合、そのときは一瞬、表面的な不安を忘れられるのですが、その裏で疲労と不安は悪化していきます。

これらは本物の依存症ではなく、一時的なものです。ところがアルコールやゲームなどは、依存症に発展していくきっかけにもなってしまいます。

中には仕事に依存する人もいます。周囲の人が疲れているみたいだから休みなさいと言っても「大丈夫です。疲れていません」と言って頑《かたく》なに休もうとしません。

しかし、しがみつく対象から無理やり引きはがされると、逆に不安が増幅し急激に3倍モードに発展することもあるので、対応には専門家の意見を求めるとよいでしょう。

以上のような現象で自分の状態をチェックし、いま自分は1倍モードなのか、それとも2倍、3倍モードになっているか確認します。その上で、そのモードにあった対処法を進めていくことが大切です。

自分の疲労に気づきやすい5つのポイント

①不眠

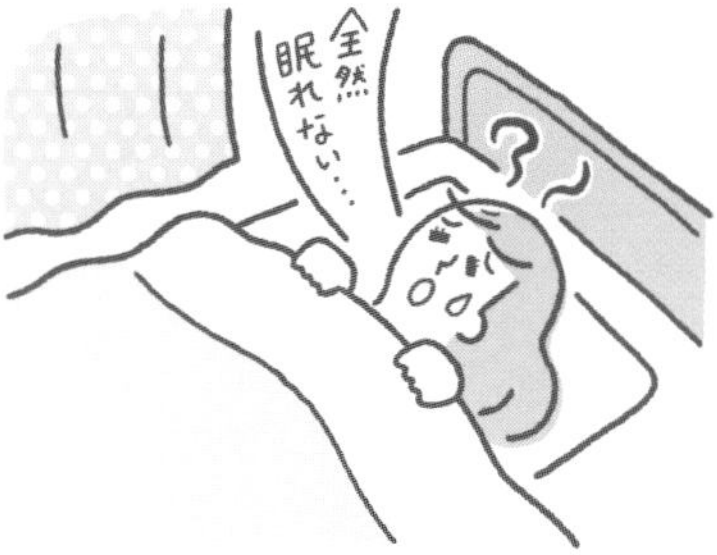
全然眠れない…

②ミスが増える

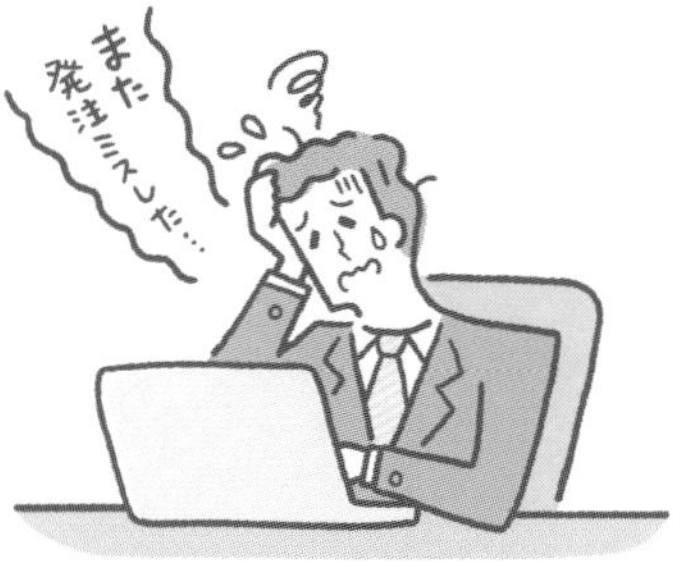
また発注ミスした…

③体調不良が目立つようになる

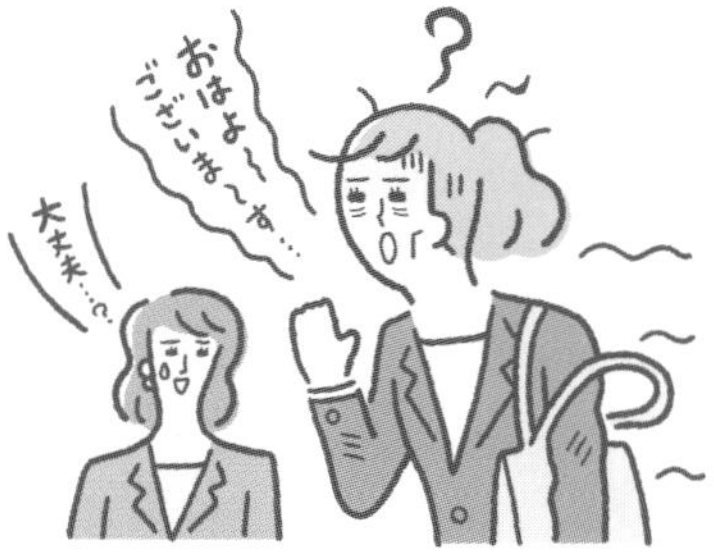
おはよ〜ございま〜す…
大丈夫…？

④対人恐怖と怒り、自責

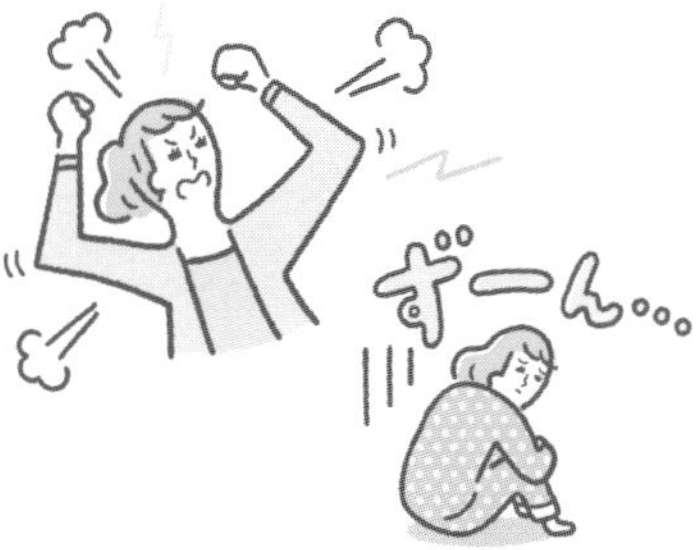
ずーん…

⑤特定のものやことにしがみつく

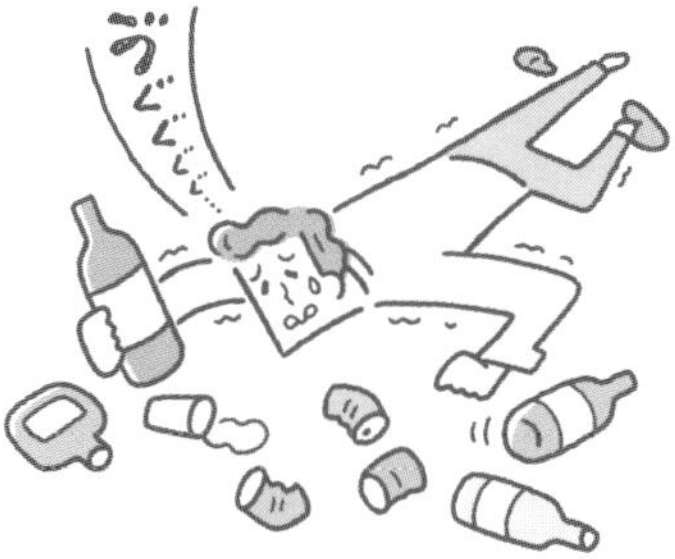
うぐぐぐぐ…

第3章

「気にしすぎ」な自分をケアする（感ケア5）

「気にしすぎ」な人とそうでない人の違い

過剰な「気にしすぎ」を改善するには、まず自分の感情をケアすることが必要です。

それほど危険のない刺激に触れても過剰な「気にしすぎ」になってしまう人と、まったく気にしないで平然としている人がいます。

また、これまで述べてきたように、外界の刺激は同じでも本人自身の状態が（疲労などによって）変化することがあるので、「以前は気にならなかったことが、いまはとても気になる」というように、時と場合によって受け取り方が変化します。

気にしすぎには、その人の生来の過敏さ、繊細さも関係しています。これは育った環境や、ＤＮＡレベルのものでしょう。

通常、女性のほうがそんな本質的な「気にしすぎ」の傾向があるようです。それは男性と比べて体力がなく、子どもを守らなければいけないからです。男性は体力があるので敵を警戒する場面でも、過剰に身を守らなくてもいいのですが、女性の場合は前段階で危険を察知して回避することが必要になります。そのために未来を予測する不安がより強く働くのです。

そのとき、過去の似たような危険を記憶の中から検索して活用します。例えば、動物に襲われそうになった記憶はしっかり保持し、それを思い出せないと、次に同じような場面に遭遇したときその経験を生かせません。

女性のほうが過去の記憶をよく覚えていると言われますが、男性よりも確実に未来予測をしなければいけない必要性からそうなっているのではないかと考えられます。

もちろん、個体差はあるとしても相対的に男性よりも女性のほうが心配性だし、いろいろなことが気になるものなのです。

感情ケアの5つのアプローチ（感ケア5）

しかし、感情の強さは生まれもったものだけではありません。

その証拠に感情的な人であっても、四六時中、感情的であるわけではありません。

先に紹介したように、疲労によっても数倍も変化します。お酒や薬物によっても変化します。

みんな感情的な生き物なのですが、それが表に出やすいときとそうでないときがあるということです。

さまざまな条件があるのですが、私は、**生まれもった過敏さや繊細さや薬物以外で感情のケアに使いやすい要素を、「感情のケアに有効な5つの要素（感ケア5）」としてまとめました。**

それが①「**刺激の連続性**」、②「**体調・蓄積疲労**」、③「**防衛記憶**」、④「**自**

信」、⑤「個人の対処法」です。

これから感ケア5の項目を1つずつ説明していくのですが、感情の発動度合いは、2章で説明した、3つのモードで表現します。1倍モードは普通の状態。2倍モードはいつもより2倍、3倍モードは3倍強く感情が働く状態です。

先にお伝えしたように、現代人が2倍、3倍モードになるのは、ほとんどの場合が、蓄積された疲労が原因ですが、そうでもない場合もあります。例えば、事故などのショックな出来事で、急に3倍モードになることもあります。

以降、蓄積疲労が主因の1倍、2倍、3倍を表現する必要があるときだけ、「蓄積疲労の○倍モード」と表現します。

感ケア①刺激の連続性

感情が拡大縮小する要素には、まずは刺激があります。

人は外部からの刺激によってさまざまな感情が喚起されます。もちろん、刺激が強いものほど、感情も大きく反応します。

刺激が弱いものであっても、それが短い間に重なってくるとやはり感情が突き動かされます。

上司から小さな嫌味や小言をチクチクと言われ続けていると、あるとき、感情が爆発することがあります。

原始人的に考えると、猛獣の足音が聞こえる、うなり声が聞こえる、その間隔が短くなっている……となると、当然、警戒レベルを上げる、つまり大きく反応しなければなりません。

不安との関係で言えば、周囲で新型コロナウイルスに感染したという情報にたびたび接するうちに、不安がだんだん大きくなってくることがあります。そして、感染を過度に心配するようになります。

刺激への対処「離れる」

「気になる」のボリュームを下げるには、いくつかの方法がありますが、この刺激の連続性の面から考えると、**「離れる」ことが有効**です。

現代は情報や人などの刺激が多く、感情が高ぶりやすいのです。刺激を受けるものから離れましょう。多くの場合、仕事がらみか人間関係のストレスが多いので、仕事を休むことは有効な「離れる」になります。加えて、休息もとれます。

欧米人がバカンスをとるのもこの2つの意味合いがあります。

「離れる」には、「物理的」「時間的」「イメージ的」にという3つの入り口があります。バカンスは、物理的、時間的に仕事から離れています。

「物理的に離れる」のお手軽バージョンは、「その場から立ち去る」「嫌な人を避ける」などです。

人間関係で「気になる」ことがあるのであれば、その人と会わないようにするなど、できるだけ接点をもたないようにしてみてください。

ソリが合わない上司との飲み会には参加しない、どうしても無理なら異動を願い出ることも時には必要です。

家族や職場の場合などのように、物理的には離れにくい場合もあります。そんなときは「時間的に離れる」ことを考えてください。リモートワークにする、喫煙室に行く、外出する、実家に帰る、などです。

また、気になるテーマがあるときも、時間的に離れることが有効です。例えば、気になる事柄をいったん棚上げにして、考えるのを後回しにするのです。

忘れてしまうのではなく、いったん脇に置いておくイメージです。

ネットニュースの記事が気になったら、同じような記事をクリックするのではなく、別のことをするようにします。

気になるからと、不必要に関連ニュースを検索し続けないようにしてください。ある方はコロナの初期に、コロナの情報を検索し続け夜を明かしてしまいました。その結果、一気に3倍モードの過剰な気にしすぎの状態になってしまいました。

どうしても気になってしまう場合は、完全にやめようとするのではなく「1

時間後に検索しよう」とか、「明日、また調べよう」と考えて時間を置くようにしてください。

不安は、本来、情報を欲しがる感情です。あまりにも見ないようにすると、逆に漠然とした不安を高めてしまいます。

「イメージ的に離れる」というのは、現実世界とは違う世界のほうに集中してみることです。音楽でも映画でも本でも何でもかまいません。それを見たり聞いたりしている間は、気になることを考えることなく、その世界の中に没頭できるものがいいでしょう。

とはいえ、必ずしも完全に没入できるものである必要はありません。比較的思い出さずに時間を過ごせれば、それだけでＯＫです。

「それをやっても楽しめないんです」という人がいますが、楽しむためではなく、過敏な感情をゆるめるための時間だと割り切ってください。

物理的にも、時間的にも離れにくい状況でも、このイメージ的に離れるなら、何とか工夫できることが多いものです。

刺激の連続性でもう1つ、理解しておくべきことがあります。それは、感情が収まるにはかなりの時間がかかるということです。何か対処したり、刺激から離れると、感情はある程度穏やかになります。しかしすぐにゼロになることはありません。臆病な動物が、ゆっくりと飼い主に慣れていくように、時間をかけながら収まっていくものです。

育てておきたい4つのジャンルの趣味

刺激から離れるための趣味をやってみるとき、**「1人でできるもの」「誰かと一緒にやるもの」「動のもの」「静のもの」という4つのジャンルを意識**するとよいでしょう。

普段、他人とワイワイやるのが好きな人でもエネルギーが低下したときにはそれで疲れてしまうことがありますし、逆に普段は1人でいるのが好きな人も、疲れているときは人と一緒に過ごしたほうが、落ち着く場合もあります。

「動のもの」とは、スポーツや山登りなど、体を動かすものです。**「静のもの」は反対に静かに楽しむもの。**手芸でもＤＩＹでも、パソコンで絵を描く、動画編集でも何でもかまいません。片づけや掃除なども人によってはよい静的な気晴らしになります。

もちろん、単純に休むのも、眠るのも、「離れる」のに有効です。仕事を休めば、気になる人と物理的に距離をとることができるし、睡眠をしっかりとれば、エネルギー補給になるだけでなく、時間的に離れることも可能です。

昨今は「静」のものでもパソコンやスマホでいろいろなものが楽しめるようになっているので、バリエーションは増やしやすいはずです。

このような趣味、ストレス解消法を開発するには、元気なときに「ちょっと興味がある」というものにたくさん手を出しておくことをお勧めします。つらいときに、いま、気をそらそうと思って何かを始めようとしても、やり方を覚えるのも大変だし、道具がそろわないかもしれません。またつらいときは、集中力もなく、そのよさも感じにくいものです。事前に少しだけ経験して、そのよさを体験していれば、気にしすぎのときに、すぐ使えます。

何をしてみようか……にあまり迷うのではなく、とにかく勘で始めてみてください。食べ物の好き嫌いと一緒で、やってみないことには、自分に合うかどうかわからないのです。大事なのは「ものすごく楽しめなくても、時間つぶしになりそうなもの」とハードルを下げておくことです。

ただし、激しい運動や過度な飲酒、過剰に浪費してしまうものは勧められません。好きなものを好きなだけ食べたり、酔っぱらうことでストレス解消をする人もいますが、散財を後悔したり、太ったり健康を害してしまっては蓄積疲労につながるので逆効果です。

刺激から離れるのは「逃げ」ではなく「充電」

紹介した物理的、時間的、イメージ的に離れることを、「現実逃避だ」と感じる人もいます。

問題には立ち向かうべきで、逃げるべきではないと教えられて育ってきており、「離れる」ことは「逃げ」であるととらえてしまい、罪悪感を覚えてしまうのです。

刺激から離れればいいのですから言葉はどうでもいいのですが、もし「逃げる」という言葉にとらわれてしまって休めないのなら、「充電する」という言葉に置き換えてみましょう。**スマホを充電するように自分を充電すると考えて、「離れる」ことを心がけてみてください。**

いわゆる「お休み」つまり、普通の土日や休養日などの過ごし方ですが、楽しくなければ休んだ気がしないという人がいます。「何か活動していないといけない」みたいな感覚をもっている人は多いのです。

私のクライアントにも「他の人は資格の勉強とかしているのに、私は休んで停滞している」と言う人がいました。疲れているのだから充電しているときは「がんばらない」ことです。

充電しているスマホは、決して怠けているわけではないですよね。

感ケア②体調・蓄積疲労

疲労については、2章で詳しく説明しましたが、疲労が蓄積して2倍モードになっていると2倍の反応を起こし、3倍モードだと3倍になります。疲労だけでなく、病気やケガなどで体調不良のときも、感情は2倍、3倍モードになるのです。

逆に言えば、休んで体調がよくなれば「気になる」の度合いは小さくなります。

感情的、つまり気にしすぎのときには、不安感情そのものを抑えようとするのではなく、**まず刺激から離れ、その次に疲労や体をケア**することが、現実的に有効な対処なのです。

疲労については、まず、これ以上疲労をためないことを考えなければなりません。目に見える労働だけでなく、いわゆる気を遣うさまざまなことから、離れる環境をつくりたいものです。

その上で、あわよくば、蓄積した疲労を回復させたいものです。

しっかり栄養をとり、休むことができれば、エネルギーは自然と回復してきます。

仕事をしている人はとにかく仕事を休むこと。家事、育児、介護など家の中の仕事で疲労してしまっている人には、例えば数日間、ホテルなどに泊まることが有効な場合もあります。

疲労の回復には、睡眠が一番です。

私のカウンセリングでは、疲労している人には、睡眠はできれば9時間ぐらいとるように提案しています。一度にとれなくても昼寝をして、合計でそれぐらいとれるように考えてくださいと伝えています。

「横になってもよく眠れないんです」とか、「睡眠が浅い感じがして……」という人がいますが、生物として、弱っているときにはぐっすり眠ってしまわないようにする働きがあるので、眠りが浅いのは当たり前です。

ですからぐっすり眠れなくても、横になって目を閉じているだけで「休めている」と考えてください。

特に日本人は休むこと、眠ることの理想が高すぎるので、レベルをぐっと下げて、「刺激から離れられていればＯＫ」と考えましょう。

感ケア③防衛記憶

過去の嫌な出来事について、いま、強い感情を感じなくとも「気になる」状態がずっと続いていることはないでしょうか。

気にしないようにしたり、忘れたつもりになっていても記憶はしっかり残っています。

感情を忘れたことにしておくと、恨みや苦手な感じがいつまでも心の底に残ったままとなり、なくなるどころか逆にくすぶり、時には思い返すたび、大きく育ってしまうこともあります。恨みや苦手な感じを3倍で思い出し、きちんと分析しないまま、また忘れる。このことを繰り返すうち、嫌なことだけが増幅された記憶ができあがります。

こうした記憶が、しぶとい恨みにならないようにするには、忘れていた感情に「触れる」作業が必要です。これについては次章で詳しく解説します。

感ケア④自信

「気にしすぎ」の状態になるのは、自信喪失になっているときです。自信があれば「大丈夫。なんとかなる」と感じられるので、「気になる」の状態で止まることができます。

自信には細かく分けると次の3つがあります。

①「できる」という自信（あるテーマに対処できる力への実感）

②「自分は大丈夫」という自信（自分の素質や信念への信頼）

③「だれかが守ってくれる」という自信（仲間や愛の実感）

1つ目の自信は、具体的な課題に対して、できる、できないという判断基準があるときに「できると思える自信」です。

2つ目の自信は、これまでの人生経験で感じている自分自身の素質や信念に対する自信です。1つ目の自信は根拠があるのに対して、2つ目の自信は根拠がないもの。「よくわからないけど、自分なら乗り越えられる」、という自分という存在に対する自信です。

老化やうつや大きな病気に直面したときに、この自信が揺らぎます。自分の根底の部分が崩れていく感じがして、とても大きなショックを受けます。

3つ目の自信は、だれかが自分を守ってくれるという感覚です。

自分には居場所があるとか、受け入れられている、愛されている、という実感です。1つ目の自信や2つ目の自信がたとえ失われたとしても、これがあるときは生きていける、と感じられます。

逆に1つ目、2つ目の自信があるときなら、この3つ目の自信が揺らいでも「1人でも生きていくしかない」と感じられるかもしれません。

しかし、前の2つが低下しているとき、この3つ目の自信が薄れると、「もう終わりにしたい」という気持ちが出てきやすいのです。

人は1人では弱いもの。面倒くさいかもしれませんが、ある程度の人間関係は育てたいものです。ピンチのときは勇気をもって助けを求め、自分が元気なときは自らが助ける側に回りましょう。エネルギーが低下しているときはこうした人間関係をつくるのは難しいので、元気なときに関係を構築しておきたいものです。

この3つ目の自信を感じるには、心の交流が不可欠です。人でなくてもペットでもいい。しかし**一番効果があるのは、人に話を聞いてもらうこと**です。

不安なときに人に話を聞いてもらうことは非常に重要な手段になります。そもそも不安とは「情報を収集する感情」ですから、コロナ禍で人と会えなくて話ができなかったのは、それだけで非常に苦しい状況でした。加えて、いわゆる雑談や悩み事を打ち明けて、心の交流をする機会も減ってしまったのです。

不安なときに話を聞いてもらうのなら、どんと落ち着いた人を選ぶべきです。不安がり同士でも共感は得られるかもしれませんが、1人になったとき、余計に不安を感じてしまいがちです。原始人に近い脳をもつ私たちは、周りの人の不安によって、警戒を高めてしまうからです。

そしてできれば、聞き上手な人に聞いてもらったほうがいいでしょう。不安な心情を述べたとき、「いや、そんなの気にする必要はないよ。なぜならこうだから」などと理論で説得するような反応をする人は避けましょう。そうではなく、何のどんなところが不安なのかを、丹念にじっくり聞いてくれる人がいいですね。

不安でない人に聞いてもらい、「不安だと思っていることを理解してくれた」と思えること。これが第3の自信を補強する即効性のある方法です。

こうした話をちゃんと聞いてくれそうな人を日頃から選び、人間関係を育てておくこと。それが難しいときは、カウンセリングを受ける方法もあります。

最近は、リモートのカウンセリングもあるので、お手軽です。

感ケア⑤個人の対処法

個人の対処法でも感情の大きさが変わります。

例えば、「気になる」事柄を抑圧する人の場合です。これは理性で感情を抑え込む方法です。抑圧していると、当面は不快感情を感じないので、一見、穏やかな日々を過ごせます。

ところが、感情の自然な低下プロセスを踏まずに、強制終了させたような形になっているので、感情がくすぶり続けることがあるのです。

例えば、何かの不安があるとき、理性的な人は「そんなことはあるはずがない。大丈夫だ」と感情を抑制して、実際にその不安要因に対処せず放置します。これでは忘れたことになっていても、感情の警戒モードがなかなか解除されません。これが「引きずる」という状態です。

抑圧している本人は、「不安など何もないです」と言うのですが、その人の心の底ではしっかりと不安がくすぶっており、何気に「気にしすぎる」状態になってしまいます。

個人の対処法を適切なものにするには、その人の蓄積疲労の段階に応じた対処をする必要があります。

これも次章で詳しく解説します。

それでも休めない人は

「感ケア5」によって感情が大きく左右されることを説明してきました。

通常、自分は気にしすぎだと感じるとき、自分の性格を変えようとしてしまいがちですが、それはあまり効果がなく、逆に自信を失います。

それより、感ケア5の要素を改善してみてください。

中でも、**即効性があるのが、「刺激から離れる」「疲労をとる」「話を聞いてもらう」の3つ**です。

話を聞いてもらうには相手が必要ですが、刺激から離れ疲労をとる、つまり仕事や活動を「休む」というのは、自分の決断だけで実行できます。

しかし、「そうは言っても休めません」と強く拒絶する人もいます。

そういう人には、休養の効果を説得するのでしょうか。私はそうはしません。その人の思いをしっかり聞いたら、「そうですか、休めないのですね。では、できるところまで、やってみましょう」と対応します。

無責任な感じがするかもしれませんが、先は読めないものです。もしかしたら、がんばった結果、乗り越えられるかもしれません。

また、私には、非常に危険なほうに向かっているように見えていても、その人の人生はその人のものです。どんな人生を進むのかは本人が決めることであり、私は選択肢のヒントを情報として差し上げることしかできません。

ただし、「本当につらくなったらそのとき考えましょう。私はどんな状態になっても、そこから最善の対策ができるようにサポートします」とお伝えします。

このように、カウンセリングの中で私は、クライアントの意志は最大限尊重します。結構難しいことのように聞こえるかもしれませんが、私にはそうでもないのです。それは私が幹部自衛官だったからです。

自衛隊では指揮官だけでなく、幕僚も育成します。幕僚とは指揮官をスタッフとして支えることを任務とする役職です。幕僚は、指揮官が決めたことは自分の意見とは違っていても全力で応援することを学びます。これができなければ、組織としての統率がとれないからです。

私は自衛隊の幹部としてこの幕僚としての心構えも叩き込まれているので、クライアントとは意見が違っても全力で応援することができるのです。

私のサポートは、クライアントに、「自分の生き方を認めて、寄り添い応援してくれる人の存在」を感じてもらうことを目的にしています。まず、88ページの、感ケア5④の3つ目の「だれかが守ってくれる自信」を回復させることができれば、感情が落ち着き、前を向けるようになるからです。

不安対策のもう1つのアプローチ「体から入る」

ここまで感情に影響する5つの要素とそれをケアする方法について紹介してきましたが、一方で、感情の使用言語、イメージ、体感、時間、回数、雰囲気をうまく活用して、不安（気にしすぎ）対策をすることもできます。

不安には、その中でも、体を使うアプローチが有効です。

人間は刺激を受けて感情に支配されると、まず体が興奮状態になります。怒りと恋愛と不安・恐怖はまったく違うものですが、興奮状態という意味では同じです。みんなドキドキしますよね。

次に視点が変わってきます。好意的な情報を集めるのか、ネガティブな情報を集めるのかの違いはありますが、いずれにせよ客観性がなくなってきます。

2倍モードになるとその人に近づくとか、その人から離れるという行動になってきて、2倍モードの上のほうから快感、不快を感じ始めます。

そして、3倍モードになると思考が極端になっていきます。

3倍モードで極端な感情の思考になったときはいくら論理で説得しようとしても無駄なのですが、その状態でも、体や視点を変えることは案外簡単にできてしまうのです。

体をゆるめると、思考のほうもゆるみます。なぜなら脳は体の一部で、体と心はつながっているからです。

偏った思考や感じ方を動かそうとするなら、いきなり論理的アプローチをするのではなく、体をゆるめ視点を変えてみるのが有効なのです。急がば回れ、というやつですね。

思考をゆるませる体へのアプローチ：脱力

体からのアプローチでは、体の緊張がゆるむ方向にもっていきます。具体的には、呼吸法と姿勢を紹介しましょう。

まず、呼吸です。不安に対して呼吸法は即効性があります。過剰になっている不安は、呼吸法でかなりの程度、改善されるものです。

不安なとき運動をするという人もいますが、体を動かすと自然と深い呼吸をすることになります。読経がストレスケアによいとされるのも腹式呼吸をするからです。カラオケなどで歌を歌うのも同じ効果があります。

いろいろな呼吸法がありますが、私が不安に対して有効だと感じているのが、「ＤＮＡ呼吸法」です。

ＤＮＡ呼吸法は次のように行ないます。

①背筋を伸ばして座り、息を少し吸ったあと、大きく胸の息を吐きます。（大丈夫：D）

②そのまま息を吐き続け、下腹をへこませていきます。胸を斜め上に上げるようにしながら体の力を抜きます。（なんとかなる：N）

③背筋は伸ばして胸は上げたまま、下腹部をへこませ息を吐き切ったところで、お尻の穴をきゅっと締めるように力を入れます。（明らかにしよう、よく見よう：A）

④脱力とともに息を吸い、（ここで苦しければ、ため息や深呼吸などの息継ぎをして調整してください。また、慣れてきた人、体力のある人はここで数秒の「息止め」を入れても結構です）①に戻って繰り返します。

これを「大丈夫」「なんとかなる」「明らかにしよう、よく見よう」と心の中で唱えながら5〜6回行ないます。回数は苦しくない範囲で、お好みです。

すでにお気づきだと思います。そうです、DNAは科学的なものではなく、唱える言葉の頭文字です。唱える言葉は私が考えたものなので、みなさんが自由に変えていただいて結構です。

この呼吸は、やってみるとわかるのですが、かなり大きな呼吸で、かつ意識すべきことも多いので、不安なことを考えながら行なうのは難しいのです。

私は、強い不安のときは、この呼吸を10回ぐらい全力でやります。頭であれこれ悩んでいるより、かなり心が落ち着くのを感じられます。

体を使うという意味では、運動、サウナ、ヨガやピラティスでもいいのですが、呼吸法だとその場でできるのが利点です。

また、人によって効果を感じる感じないの個人差は大きいものです。もし、うまくいくのなら続けてみよう……ぐらいの軽い気持ちで取り組み、合わないと思ったら、他のものを探しましょう。

DNA呼吸法

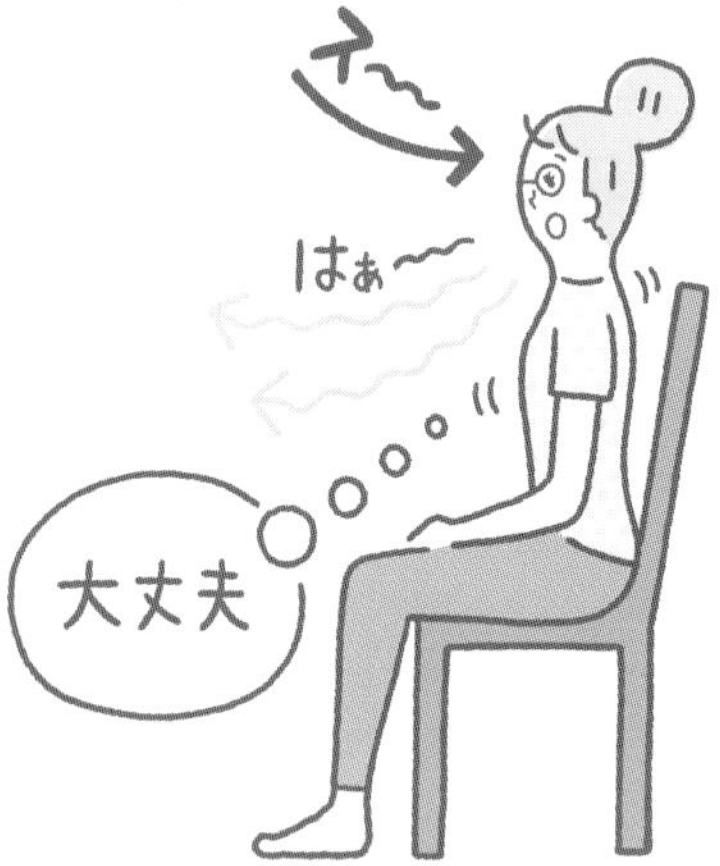

1

背筋を伸ばして座り、息を少し吸ったあと、大きく胸の息を吐く。
（心の中で唱える：大丈夫）

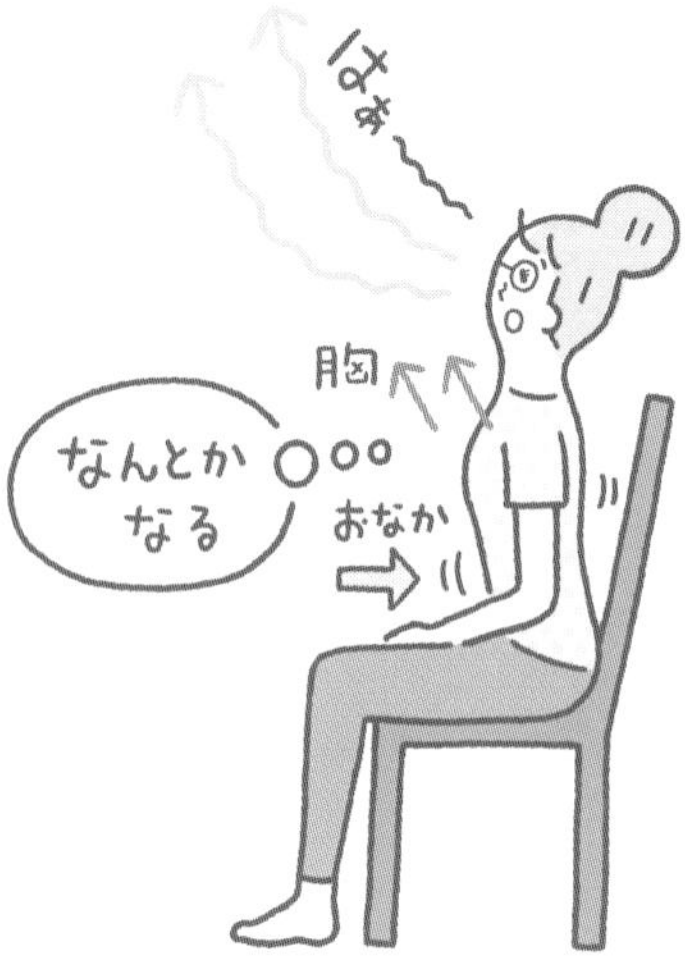

2

そのまま息を吐き続け、下腹をへこませる。胸を斜め上に上げるようにしながら体の力を抜く。

（心の中で唱える：なんとかなる）

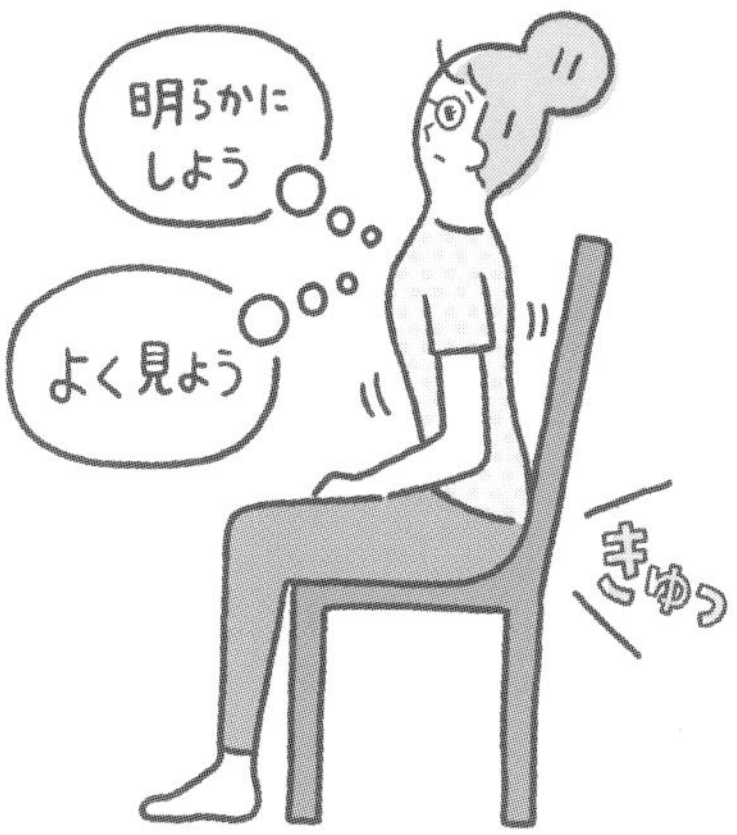

3

背筋は伸ばして胸は上げたまま、下腹部をへこませ息を吐き切ったところで、お尻の穴をきゅっと締めるように力を入れる。

（心の中で唱える：明らかにしよう、よく見よう）

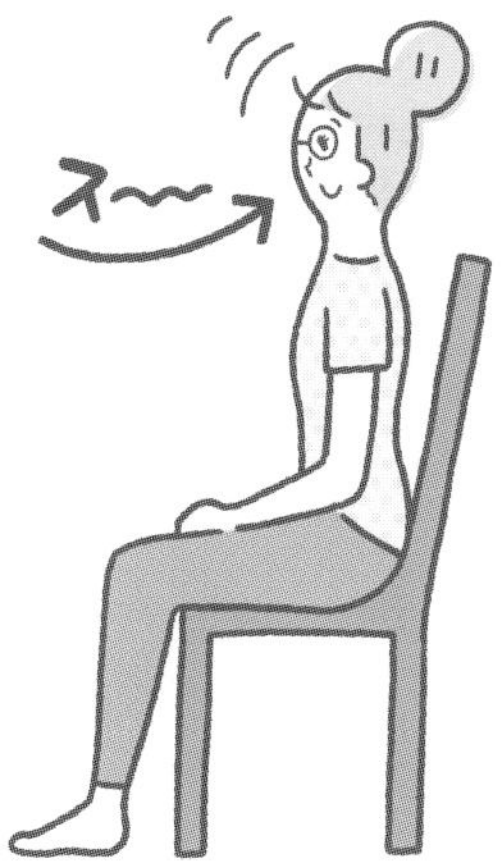

4

脱力とともに息を吸い、1に戻って繰り返す。

姿勢から心のありようを変える

浅い2倍モードまでの状態なら、姿勢を変えるだけでも違いが出てきます。

そもそも姿勢は無意識の防御反応であったり、準備行動であったりするもので、不安があったり、落ち込んだりしているときは、姿勢は前かがみになるものだし、元気で自信があるときは背筋が伸びているものです。

私のセミナーの受講生に「不安になったときのことを想像して、どんな体勢をとるか演じてみてください」と言うと、だいたいうずくまったり、下を向いて頭を抱えたりします。このときどんな気持ちになるか考えてもらいます。

次に、それぞれが思う「正しい姿勢（立位）」になってもらいます。だいたいみなさん、背筋を伸ばして、目線を上げます。それだけで感じ方が変わるのですが、その姿勢をさらに自然なものにしていきます。

まず、脱力のために軽く深呼吸して腕をぶらぶら振ります。そしてまずは体の重さを感じるために、左右前後に体軸を揺らしてみます。重心を感じ、それが背骨に乗るように調整します。重心を背骨に乗せられたら、次に、片足を一歩前に踏み出して、踏み出した足に体重をかけて背骨を意識します。逆の足でもやってみます。最後に踏み出した足を元に戻して体の軸を感じて、その場でクルリとまわります。その軸を感じたまま、少し歩いてみます。

これが、私が「ニュートラル姿勢」と呼んでいるものです。この作業の後、改めて体感や呼吸の変化を感じます。そしてその状態をキープしながら、いま、気になっていることを思い出します。ここまでの作業をして体に意識を向けると、嫌なことがイメージしにくくなっているものです。

心理的なものが呼吸や姿勢に表れることもあれば、逆に呼吸や姿勢が心理的なものに影響することもあるのです。

DNA呼吸やニュートラル姿勢ほど丁寧にやらなくても、深呼吸をする、背筋を伸ばす、ストレッチをするだけでも結構です。心と体はつながっていることを意識して、手軽にやれる自分なりの方法を見つけてみてください。

ニュートラル姿勢

体の軸を感じる練習をしてみましょう。

1

軽く深呼吸して腕をぶらぶら振る。

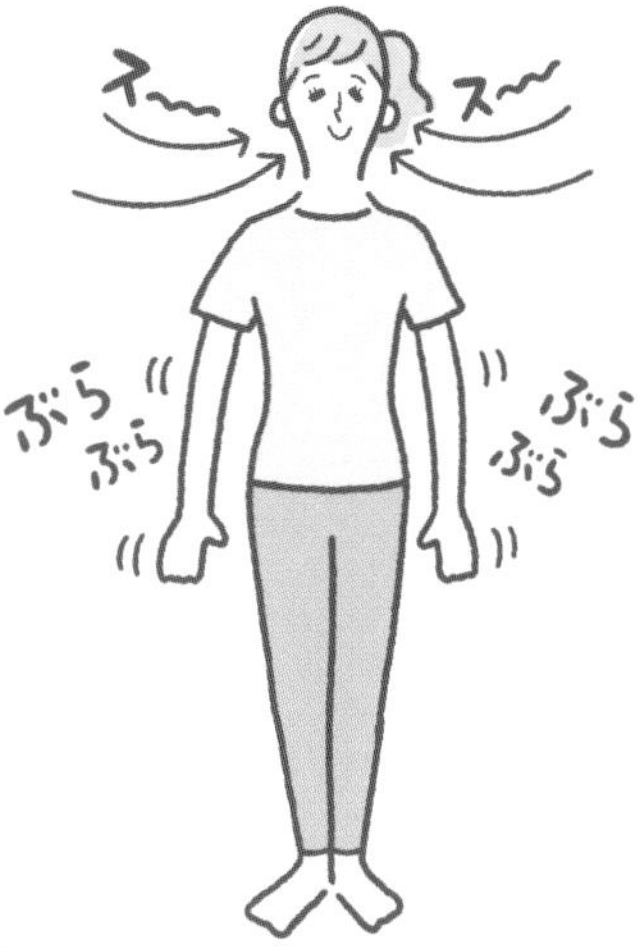

2

左右前後に体を揺らす。重心が背骨に乗るように意識する。

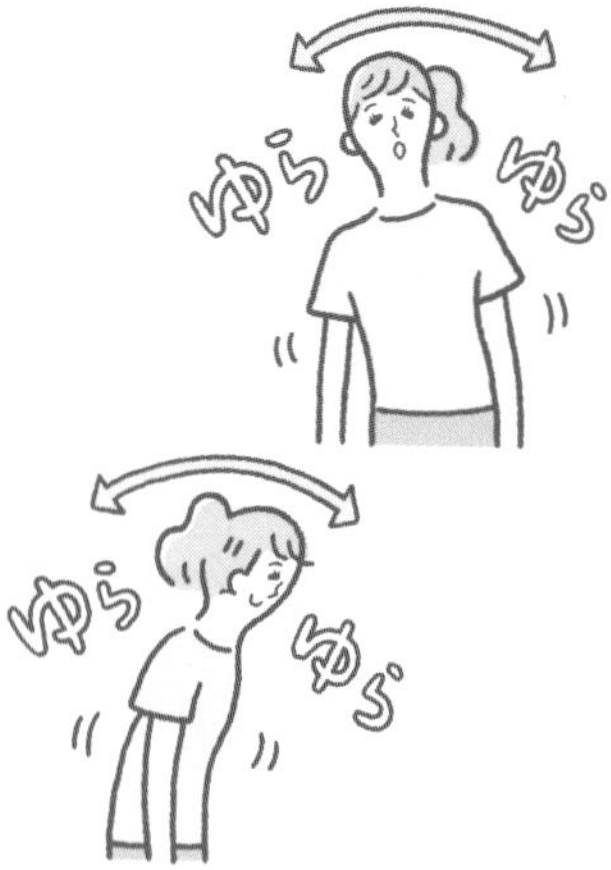

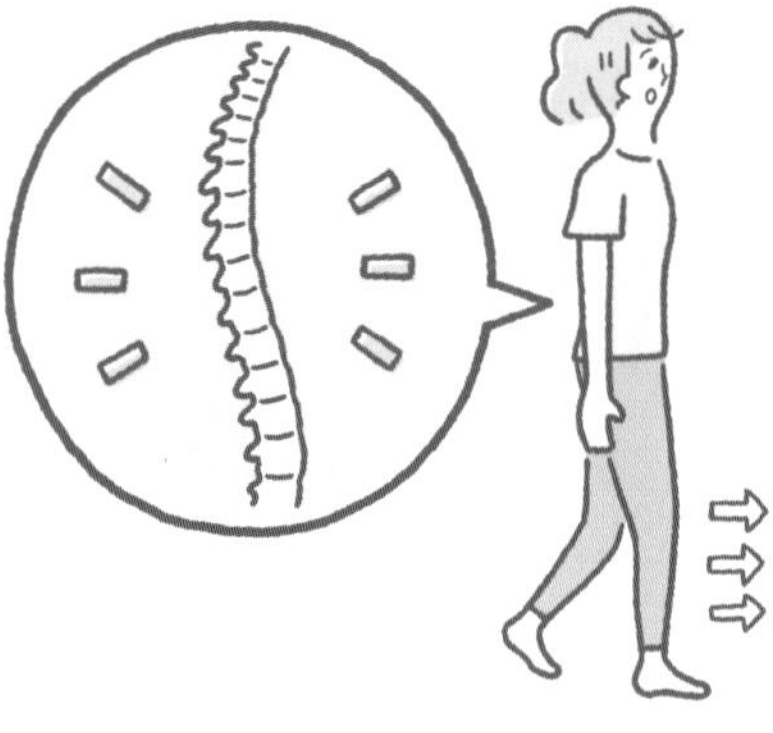

3

片足を一歩前に踏み出して、踏み出した足に体重をかけて背骨を意識する。逆の足でも同様に。

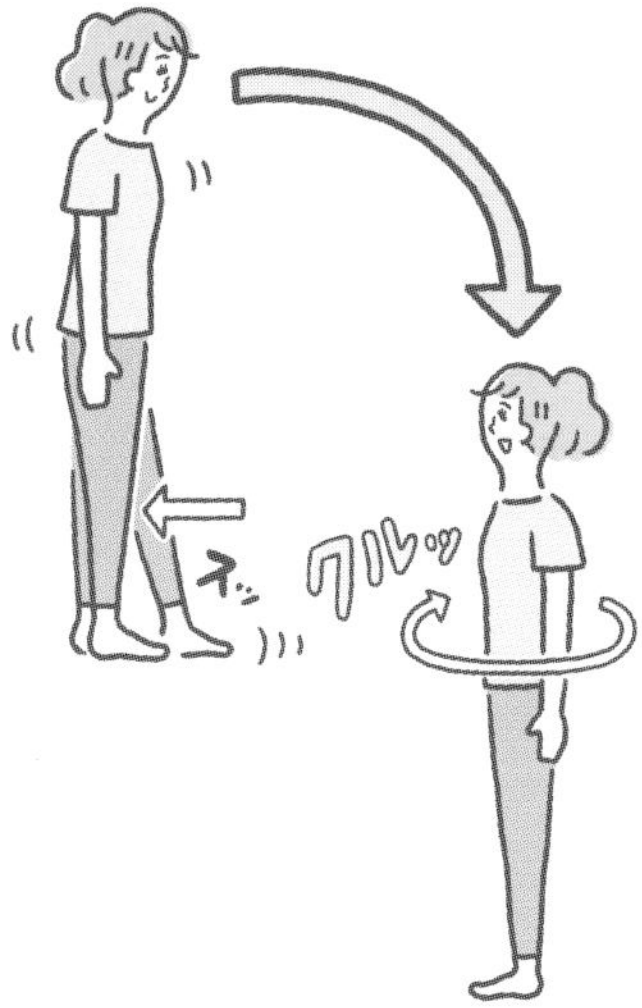

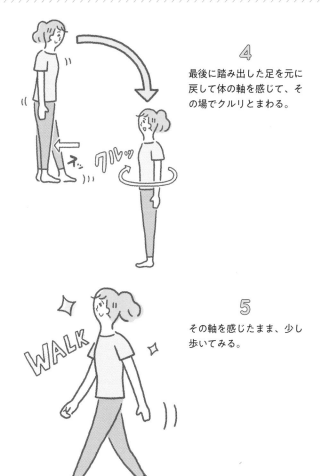

4

最後に踏み出した足を元に戻して体の軸を感じて、その場でクルリとまわる。

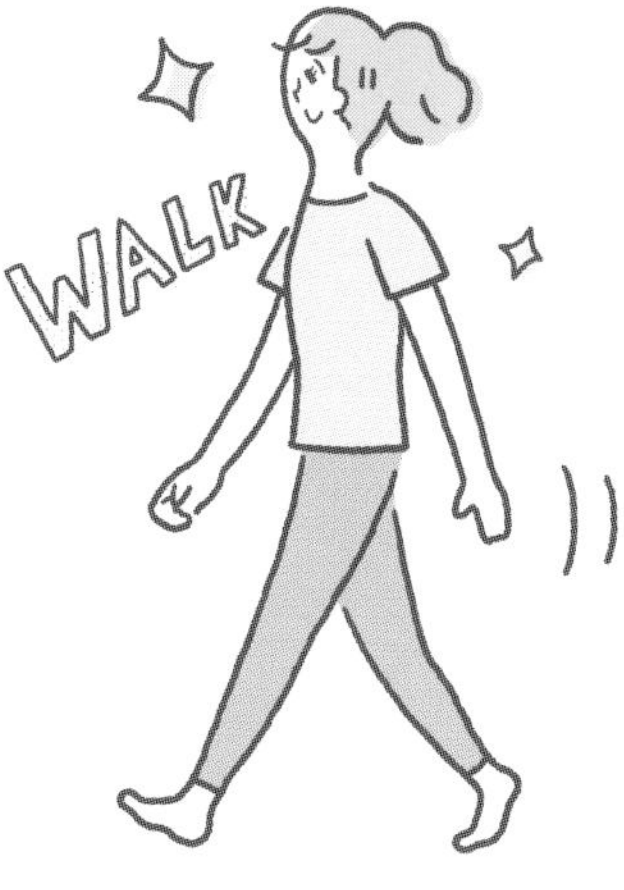

5

その軸を感じたまま、少し歩いてみる。

紹介した手順は細部にこだわりすぎなくても結構です。
体重を背骨に乗せる感覚さえつかめれば、アレンジ自由です。

第4章

「気にしすぎ」段階別対処法

自分の状態によって対処法は変わる

これまでも述べたように、感情はすぐに収まらないようにできています。不安の感情の場合、いったん発動すると、しばらくは危険が継続しているという前提で警戒感をキープし、その後何もない時間が過ぎていくに従い、徐々に低下していきます。

すぐに感情が収まったように見える人もいますが、理性による言い聞かせで感情を抑圧したり、他の感情が表に出てきただけであって、なくなったわけではありません。

そもそも、**感情は命を守る機能。**強いパワーをもちます。ちょっと不都合だからと言って、意思の力で消せるものではないのです。

気にしすぎ、つまり不安な感情も同じで、簡単には変わりません。

感情が1倍から2倍モードに入ったぐらいのころまでは、感情は理性で、ある程度表面化を抑えることができます。多くの人はこの「感情を理性で抑え込む対処法」ばかりやってしまっています。小さいころから訓練もしてきており、得意技にもなっています。

しかし先にも触れたように、この抑圧する方法は、感情がくすぶり、気にしすぎが悪化する原因になる場合があるのです。また、3倍モードになっても抑圧をやろうとすると、できない自分に自信を失います。

1倍モードでは理性がまだ80％を支配しており、かつエネルギーもあるので、偏り始めた思考をある程度はコントロールすることができます。視点を変えたり、論理的思考を取り入れたりすることで、不安を不快と感じない程度まで、弱めることができるのです。

しかし、2倍モードになったら理性と感情が50：50の状態ですから、理性で抑え込むことがしだいに難しくなっていきます。

ですから、2倍モード、3倍モードになったら、まずは感情をケアし、いろいろと判断したり決断したりする理性的な作業は、ケアが進んで1倍モードに戻ってから行なうという手順を踏みます。

ちなみに、「ケア」と呼んでいるのには理由があります。

多くの人がやっている抑圧の対処法では、通常「感情は間違いを起こすので制御しよう」という感覚、つまり感情を悪者と見立てています。1倍モードでは、理性の力で制御できても、その態度では、2倍モードの感情はねじ伏せられないのです。

2倍モード以上の感情には、「北風と太陽」の物語のように、叫んでいる感情の声を否定せず、その思いに十分配慮していくアプローチが有効になります。これが、感情をケアするという感覚です。ケアされると感情は落ち着き、理性の言い分を聞いてくれるようになります。

2倍モードの兆候が出てきたときには、これまで紹介してきたように、「刺激から距離をとる」ことと「疲労・体調をケアする」、「話を聞いてもらう」対応をとります。また、まずは体からのアプローチで、呼吸法などを試みてもいいでしょう。それぞれのさらに詳しい注意事項は後で紹介しますが、2倍モードでの対応でまず大切なのが、自分が不安で「気にしすぎ」の状態になっていることを否定しないことです。

1倍モードでは、理性の力で不安を抑圧していました。ところがいま、頭では理解しているのに、どうしても気になる自分がいる。するとそんなダメな自分を認めたくなくて、抑圧を必死に強めてしまうのです。自分の感情を否定するのはそもそも自己否定の側面がありますが、それが2倍モードでは、「自信の低下」として強く感じられます。さらに、抑圧するためには感情の発動を抑え込む必要があるのですが、そのためにどうしても疲労しやすくなるのです。

自分の気持ちを認めるのは怖いことかもしれませんが、「いまは気にしすぎの自分がいる。自然なことで、恥ずかしいことではない。ただ、行動面だけコントロールすればいい」と開き直ってください。感情を認める「ケア」の姿勢へのシフトです。

さて、いよいよ具体的に感情をケアしていくとき困るのが、「離れられない」「休めない」問題です。

不安は対処行動を促す感情なので、四六時中「これを何とかしないと大変なことになる」という破局的なイメージを見せ、何もしないでいるとソワソワさせます。しかも継続的に。

この状態では、なかなか距離をとることも、休むこともできません。

そこで、重要になるのが「そらす」というスキルです。

不安を力で抑え込むのではなく、不安なテーマよりもう少し集中力を要するテーマを見つけて、それを行なうことで、結果的に不安の思考の連続を中断させるのです。以前「離れる」のところでも紹介した考えです。

ただ離れなければ……となると、気にしている内容を必死で「見ないように」してしまいがちです。しかし、それはできないことです。嫌なことを見ないようにするのではなく、もっと他のことに注目して意識をそらすことにより、結果的に刺激から離れることを目指します。

一般的に、趣味が使われることが多いでしょう。仕事がその役目を果たすこともあります。「そらす」スキルの育て方は、後で紹介していきます。

また、2倍モードで気にしすぎのときに試してほしい、「こころの会議」というツールがあるので、これもやり方をあとで解説していきます。

感情をケアする方法は、1倍モードでがんばっていたときと、まったく逆の方向の努力をしなければならないのです。例えば、離れることも、休むことも、そらすことも、「問題解決から逃げているだけだ」と感じるかもしれません。

感情のケアをするのは、逃げではなくて、こじれてしまった感情を再起動するプロセスを行なっているのだと理解することが重要です。固まってしまったコンピュータをいくらいじっても、いい答えは出ません。いったん充電し再起動した後、タスクを行なえば、すぐに答えが出ます。

心も同じです。焦りを抑えて、きちんと適正なプロセスで対処したいものです。

さて、何らかの原因で3倍モードに陥っている場合、自分の力で対処するのは限界があります。

本書で紹介している対処法を一通り試してみて効果がないときは、3倍モードだと思ってください。3倍モードは、「他者の力を借りろ」というモードなのです。ぜひ、メンタルヘルスの専門家の助けを求めてください。

このように感情の1倍、2倍、3倍モードの段階ごとに対処法を変えなければならないことを理解してください。ここを間違ってしまうと、「気にしすぎ」がさらに悪化することもありえます。

段階ごとの休み方

段階ごとの対処法としてすべての段階で有効なのは休養です。

現代人の不安の背景には、ほとんどの場合、蓄積疲労が存在しています。

疲労の度合いや年齢にもよりますが、3日〜7日ほどのまとまった休みがとれれば、かなりの確率で疲労が改善していきます。2倍なら1倍モードに復活することも期待できます。

そんな休みがとれたときの過ごし方を紹介しましょう。

休みをとったら、まずは睡眠をできるだけ多くとることを意識します。前述したように私はクライアントには1日9時間ぐらい睡眠をとるようにお願いしています。夜の睡眠で足りなければ、昼寝をしてもかまいません。眠れるだけ寝てみてください。あまり規則正しい生活は意識しなくても結構です。

一方で不安が強いときは、不眠の症状も強くなりがちです。

しかしこれも、ストレス源からある程度の期間、きちんと離れられる環境になれば、眠れる人がほとんどなのです。

それでも眠れないという方は、睡眠薬を活用するといいでしょう。睡眠薬はどの病院でも出してもらえます。市販薬を試してみるのもいいでしょう。

では、日中は何をすればいいでしょうか。

休養のためだから、何もしないほうがいいと考える人もいますが、それは結構難しいことです。何もしないようにしていると、気になることがずっと頭をしめて、逆に疲れてしまうことが多いでしょう。

そこで、「そらす」スキルを使うのです。

休みの日の過ごし方

ハシャギ系と癒し系

そもそも、楽しいことは、不安なことから気をそらせてくれます。**嫌なことを考えないで済む時間は、結果的に嫌なことから「離れる」ことになり、その分、不安思考によるエネルギー消耗をゆるめる、つまり「休養」にもなるのです。**

だから、私たちはストレスを感じたとき、楽しいことをしようとします。旅行やスポーツ、異性や仲間との付き合い、ショッピング、ゲーム……。週末にこれらをやってリフレッシュすれば、月曜からまたがんばれるという人も多いでしょう。

ただ、この「楽しいことをして忘れる」の効果を強く感じられるのは、蓄積疲労が1倍モードだけなのです。

2倍モードになると、楽しいことをしても翌週、嫌な気分が変わらない、それどころかさらに悪化している……なんてこともあるのです。

それは、楽しいことをしてその間は「快」を感じても、楽しいことをすること自体に2倍のエネルギーを使うからです。結果として、休日の過ごし方で逆に疲労を深めてしまうことがあるのです。

私は、ストレス解消法を大きく2つに分けて考えてもらっています。

エネルギー消費の大きなストレス解消法を、**ハシャギ系**と呼んでいます。通常、やっているときの快感も大きいので、リフレッシュ効果抜群です。典型例は、海外旅行やテーマパークや遊園地、クラブで踊り明かす……などです。

もう1つは癒し系。これは、それほど大きな快はないものの、それをやるのに大きなエネルギーを使わないストレス解消法です。例えば、散歩、ヨガ、写経、写真、絵画、工芸、DIY、料理、片付け、ゲーム……などです。

蓄積疲労の2段階の休みのときは、ハシャギ系ではなく、癒し系で過ごしたいものです。

ただ、この癒し系。若い人はほとんど関心もなく、やったことがないことも多いかもしれませんが、できれば、1段階のときから、育てておいてほしいのです。

というのも、将来エネルギーが低下した状態になったときは、このストレス解消法が大変役に立つからです。

そう説明すると、「何が一番いいか教えてください」と言う人がいますが、それはお答えできないのです。なぜならそれは「私は何を食べたらおいしいと思いますか」と聞いているのと同じだからです。

どのストレス解消法が、あなたにとって楽しく、またエネルギーを使わないかは、あなたしだい。

おいしいものを探すには、まずは食べてみるしかないのです。食べてみて好きだなと思ったらもっと食べるでしょう。同じように、やってみて気晴らしになるのであれば、続けてみればいいのです。

とはいえ、多くの人が取り入れているメニューはご紹介できます。

例えば、料理です。料理をしている時間は集中しますし、おいしくできあがると、楽しいですよね。食べてくれる人がいるともっといい。

映画や音楽、ゲーム、SNSなどはスマホやパソコンでいくらでもできますから、とてもよい方法です。もちろん、ゲームにのめり込み過ぎて感情を刺激するようなことだと逆効果ですし、睡眠時間を削るような楽しみ方がダメなのは言うまでもありません。

またSNSで逆に人間関係で疲れてしまうようなら、やめたほうがいいでしょう。

工作系や掃除系も人気があります。どちらも実用的ですし、少しずつできあがっていく快感があります。

とにかくまずはいろいろ試してほしいのです。昔やっていた趣味を復活させてみる人もいます。

不安をちょっと忘れることができるか、エネルギーを使いすぎないか、この2つの点から選んでいきましょう。気に入ったら、続けて趣味にしていきます。これが「そらすスキルを育てる」ということです。

さて、この癒し系を休みに実践してみると、新たな不安が出てくる人がいます。それは、「せっかくの休みなのに、癒し系をしても楽しくなかったし、充実もしなかった、無駄に過ごしてしまった」という後悔の念が大きくなる人が少なくないのです。

まず、2倍モードになると楽しいと感じにくくなっているということを思い出してください。ハシャギ系をやったとしても、1倍モードでやるような快は感じません。

もう1つは、何のための休日かということを思い出してください。疲れているので休むための休日です。つい、元気なときの癖で、休日は楽しく、充実しなければいけないと考えていることが多いのです。

今回は、不安にあまりさいなまれずに過ごせた、結果としてエネルギー回復になっている、ということが大切で、それを休日の評価としてほしいのです。

お酒を飲むのは、できれば避けたい

ストレス解消というとお酒を連想する人も少なくないと思います。

特に、気になることがあるとき、それを「酒を飲んで忘れちゃおう」と考える人は多いものです。

お酒は、ハシャギ系、癒し系の区分でいうと、ハシャギ系になります。

アルコールは、基本的には人体にとって異物です。肝臓で解毒作業を行なうためエネルギーをかなり使い、体に負担がかかるのです。二日酔いの朝はぐったりしていますよね。

さらに、それほどの深酒でなくても睡眠の質もかなり悪くなります。ですから、飲んだその場はよくても蓄積疲労を深めるのです。

1倍モードならお酒もOKでしょう。

しかし蓄積疲労の2倍モード、ましてや3倍モードでは控えたほうがいいのです。

お酒は薬物で、快感をもたらすパワーが強く、本来は快を感じにくい2倍・3倍モードでも、快を感じます。だから怖いのです。

特に、2倍モードで不安や不眠が強くなっているとき、嫌なことを快感で忘れたい、早く眠りたいという思いで飲むアルコールは、短時間多量飲酒になりがちです。中には、休日になると昼間からお酒を飲んでしまう人もいます。そんな状態が1か月も続くと、間違いなく蓄積疲労が進行していくので注意が必要です。

また、蓄積疲労の2倍・3倍モードでは、体調も崩れがちでお薬を服用している場合もあるでしょう。うつ状態の薬も飲んでいるかもしれません。アルコールは、お薬の効きを変化させてしまうことが多いので、その点からも控えたいものです。

おうち入院の勧め

休み方がわからない……という人が多いので、イメージしてもらうために**「おうち入院」という概念をつくり、紹介しています。**

私は元自衛官ですが、軍人が戦場でメンタルダウンしたときには、すぐに精神科を受診させるのではなく、まずは3日間休ませるのです。それで回復する人が結構多いのです。

そのことをヒントに、まずは家でしっかり3日間程度休むことを提案しています。これがおうち入院です。

その際は、前述したように、まずは睡眠を第一に考えます。日中は、癒し系の過ごし方をします。そのときは、「入院中でも認められること」を1つの尺度にしてください。

入院していて、読書やＴＶ、ラジオや音楽・映画鑑賞、工作などは問題ありません。ゲームもＯＫでしょうが、消灯後はダメです。アルコールがＯＫな病院はないですよね。散歩はよくても、サッカーの試合に出るのは無理なはずです。サウナやハードな筋トレもおそらくダメでしょう。

蓄積疲労の2倍モードを感じたときは、このようにおうち入院を3日間試してみてください。1日ではなかなか休養の効果を感じられないかもしれませんが、しないよりましです。何より睡眠を重視してください。

3倍モードのときの休み方

蓄積疲労の3倍モードになると、仕事が手につかないのはもちろんのこと、日常生活もままならなくなりますから、多くの場合仕事を休んで自宅療養したり、入院したりすることになります。

そうでない場合でも、不眠をはじめ、さまざまな身体不調、精神的変調が出てきてかなりつらい日々を送っているはず。他者の支援や、医療の力を借りたいものです。

私はこの蓄積疲労の3倍モードを「別人モード」と呼んでいます。本来のその人とは違う感じ方、考え方をするからです。

このときは苦しさのあまり、何とか環境を変えて、現状から逃れようとすることがありますが、3倍モードのときには、大きな決断はしないようにしたほうがいいのです。3倍モードでは理性は20％、冷静な判断ができません。80％の感情が導く方向で、退職や離婚、起業や廃業、転居などの大きな決断をすると後悔することが多くなります。

とはいえ、現実問題を考えるのを完全にやめてしまうことも難しいので、いったん脇に置いておく、保留するというイメージをもちましょう。そして休養などをして、1倍モードになってから再び考えて決断するようにします。難しい問題、特に環境を大きく変えることを決断していいのは1倍モードだけだと思っておいてください。

ところが、**理性に自信がある人ほど蓄積疲労の3倍モードのときに決断をして失敗してしまう傾向があるのです。**

賢い人は、理性によって自分を完全にコントロールできると思っています。ところが3倍モードで下したその判断が、結局間違っており、逆に環境を悪化させ、うつが長引く一因になってしまうことがあります。

そのような人は、宗教にすがることもあります。

例えば、コロナにかかるのが怖いけれど仕事にも行かなければいけないとき、理性的に考えれば怖くても仕事を辞めないでいるほうが賢明なはずですが、蓄積疲労の2倍・3倍モードになると、感情が仕事を辞める選択をしてしまいます。

すると、賢く理性的な人ほど、今度は誤った決断の理由を必死で考えて、自分を理屈で納得させようとします。

そこで納得できるような答えが見つからないと、次は、これまでの論理を越えた、より絶対的なものを頼るようになります。その結果として偏った宗教を信仰し始める場合があるのです。

2倍・3倍モードのときの「理性的な考え」は、とても脆弱なものであることを認識しておくべきです。

気になっている問題を直視しない傾向

カウンセリングで、気になることを聞くと「会社のことです」「家族のことです」と言うのですが、さらに詳しく聞くと、そのことをあまり深く考えていない人も多いものです。

そういう方の多くは、日ごろから嫌なことを話題にしたり、相談したりしています。しかし、自分の悲惨さを訴えることが主体で、そのテーマ自体については、むしろ、**「真剣には考えないように」しているのです。**

ただ、これだと嫌な思いだけ反復して、何の終着点もありません。結局悪いイメージを反復学習するだけで、防衛記憶(恨み)を強めてしまう対処になります。

このように、**蓄積疲労の2倍・3倍モードで気になっていることは、「いつも考えている」ようで、実は同じ内容を反芻《はんすう》しているだけのことが多いのです。**

自衛官時代の話です。

自衛隊では、隊員に自前の施設で大型免許を取得させます。

あるとき、私のカウンセリングに、地方の部隊から送られてきた隊員で、仮免試験になかなか受からないA男さんという人が来ました。

A男さんは、すでに仮免試験に4回落ちていて、もう一度落ちると部隊に戻されてしまう、と言うのです。そのことを考えると死んでしまいたいとも言います。

A男さんは、教官のえこひいきや同僚からのいじめの話をするので、その部分にはきちんと共感した後、翌日最後の仮免の試験があると聞いた私は、「試験のときの手順を私に説明してみて」とお願いしてみました。すると、彼は車を走らせるルートも書けないし、気をつけるべきポイントも満足に説明できないのです。

自衛隊の免許試験は、自衛隊の施設内の教習所で行ないます。それほど複雑なルートではないにもかかわらず、覚えていないということは、試験に正面から向き合っていない、ということです。

彼は試験に落ちて部隊に戻されることが怖くて、真正面から取り組むことができず、その夜も、お酒を飲んでやり過ごそうとしていたようでした。過去の試験もそうしていたので、受からないわけです。

そこで私は彼にコースを思い出させ、紙に書いてきちんと覚えてもらいました。

その上で、どのタイミングでウインカーを出すのかなどの重要手順をひとつひとつ確認させる作業を一緒に行ないました。

結果、A男さんから、なんとか仮免試験には合格したとの連絡を受け、安堵したことを覚えています。

物事がうまくいかないのには理由があるので、ひとつひとつに目を向け、きちんと対処していけば、たいていのことはなんとかなるものです。しかし、A男さんの場合は先の失敗ばかりを想像して、つらさのあまり、その課題自体を避けてしまっていたのです。

不安な状態で世の中を見ていると歪んだとらえ方をしてしまいます。すると、自分以外のところに原因があると考えるようになります。相手が悪い、制度が悪い、世の中が悪いという具合に、自分以外のところに原因を見出し、正面から向き合わない自分を正当化するのです。蓄積疲労の2倍モードになると、この被害者意識の視点が強くなります。

しかし、自分が本質の問題を避けているのは、どこかでわかっているので、「逃げている」と感じて自分を責め、自信が失われていきます。こうなると3倍モードに落ちやすくなるのです。

そうならないように、1倍モードから2倍モードの初期の段階で実施する、もう少し生産的な振り返りのツールを紹介します。

1倍モードから2倍モードでは視点操作が有効

私たちは、エネルギーが低下してくると、自分では気がつかないうちに被害者的な視点から世の中を見ていることがあります。偏った視点が見せる仮想現実（P20）は、自分にとっては現実そのものです。ですから、いつもは論理的な人でもかなり偏った受け止め方をし始めるものです。しかも、そのことには自分では気がつきにくい。

ただ、いろんなことが気になる自分は、蓄積疲労の2倍モードにあるかも……と運よく気がつけたら、これから紹介する7つの視点で、問題を見直してみてほしいのです。

7つの視点は、2章で紹介した感情の増幅、クローズアップ、ワープ結論機能によって、「私は攻撃され、孤立しており、今回のことは大問題で、すぐに解決しないと大変なことになる」という思い込みの視点が強くなっているという前提で、あえてそれと逆のほうからながめてみるという手法です。

試してもらう視点は次の7つです。

①自分視点、②相手視点、③第三者視点、④宇宙視点
⑤時間視点、⑥ユーモア視点、⑦感謝視点

①自分視点

被害者意識が強くなっていると、問題の原因を自分ではなく、周囲や相手のせいにして考えています。A男さんもそうでしたね。

自分視点とは、自分を振り返ってみる視点です。本書で説明したように、自分が疲れているときは、同じことでもイライラしたり、落ち込んだりします。感ケア5で考えてみてください。刺激は連続していないか、エネルギーが低下していないか、記憶が刺激されているのではないか、自信は失っていないか。

また、この自分視点では、今回のことがなぜ気になるのか、どこが気になるのか、自分の感じ方にきちんと目を向けてみましょう。弱い自分、情けない自分がいても、まずはその感情を認めます。それだけでも、感情はだいぶゆるんでくるものです。

②相手視点

相手のことが気になる場合、通常、相手の悪意ばかりを検索していますが、できるだけフラットに考えてみるのです。

気になる行為があったのなら、相手はそのとき、それ以前、その後、何をしているところだったのか、何を考えていたのだろう。

気になる発言があったのなら、悪意以外に、例えば単に気づいていなかったのではないか、他の人へのメッセージだったのではないか、などの可能性を考えてみましょう。

相手には相手の立場があり、その立場によって期待される役割も違います。会話には流れもあります。その人独特の表現もあります。

ただ、ここで無理やり納得する必要もありません。どうして自分が相手のことを思いやらなければならないのかと嫌な気持ちになるようなら、この視点はパスしても結構です。

③第三者視点

当事者になっているときは目の前のことに集中しているので、周囲のことが目に入っていないことがよくあります。そういうときは第三者の視点から客観的に見てみます。第三者から見たら自分はどう見えるか、または自分と相手との関係がどう見えるか考えてみるのです。

あるいは、この問題を第三者、例えばあこがれのあの先輩ならどう見るのか、どう感じるのかなどを考えてみます。

客観的な視点が復活すると、問題の違う側面が見えてくることがあります。

④宇宙視点

旅行に行って雄大な景色を目の当たりにすると、日々の悩みがとてもちっぽけなもののように思えることがありますね。物理的に遠く離れたところから見ると、どんな出来事も小さなものに思えるものです。

「この出来事は宇宙から見るとどのように見えるか」と考えてみたり、グーグルマップでどんどん大きな地域の映像を見ていくイメージの中で、いまの問題や当事者を見てみます。

ほとんどのことは「小さなこと」「こだわることはない」「まあいいか」などと思えてきます。

⑤時間視点

気になることや不安なことが半年後、１年後にどうなっているか想像してみましょう。

いまのトラブルも1か月後、半年後、1年後、10年後の視点から見ると、あまりこだわる必要のないことかもしれません。

未来視点だけでなく、1か月前、半年前からいまを見ることが効果的な場合もあります。いまはとても悲惨で、将来はないと思っていたけど、1か月前はもっと大変だったことに気がつけば、改善傾向を感じることができたりもします。

⑥ユーモア視点

気にしすぎのときはどうしても「重大なことが起こっている」という感じで物事を見ています。そんなときは「この出来事をコントにできないかな」「川柳にできないかな」などと、笑いや楽しさに転換できないか考えてみます。

芸人ではないので、爆笑を狙う必要はありません。ただ「馬鹿だなー、おろかだなー、ずれてるなー」などとくすっと笑えるような展開をイメージしてみるだけで、問題の重大さがだいぶ薄れてきます。

⑦感謝視点

自分の成長のために吸収できることや気づくことがないか、感謝できるところはないか考えてみます。

あるいは、○○より、まだまし……という、もっと悪い展開との比較で幸運を意識することもできます。

たとえ夫や妻、家族とケンカしたとしても「相手がいるからこうやってケンカできるんだな」と思えば、相手の存在に対して感謝しようという思いが出てきます。孤独で、会話もできない毎日を過ごすよりましという発想です。

この7つの視点は、実施したら必ず斬新な視点が得られて、気にしすぎが改善するという魔法のツールではありません。

2段階を感じたとき、気楽にやってみると、案外違う視点が得られて、少しだけ楽になることもある……というツールです。

また、課題ではないので、新たな視点が得られるようトレーニングするようなものでも、7つの視点を必ずすべてやらなければならないものでもありません。

癒し系のストレス解消法のように、自分に合うのならやればいいし、合わなければ、こだわる必要はないのです。

もし、自分が得意な視点が見つかれば、日常生活でそれを上手に使ってみてください。

7つの視点の具体例

宴会の幹事をしている仕事の同僚Bさんから「明日来るの?」とLINEが送られてきたとします。こんなやり取りひとつとってもいろいろな受け取り方ができますね。

感情がONになっていると、「明日来るの？（だれも呼んでないよ）」とか、「ハッキリしろ！」と怒られているように読んでしまいます。いずれにしても被害者意識で受け取ってしまい、以降なんとなく「気になる」状態になってしまいます。

こういうときに7つの視点で点検してみるのです。

まず、自分視点。

自分の疲労や刺激の連続についても考えてみます。そして、動揺していることを認めます。

「宴会には参加する、と別の幹事のKさんには伝えてあるのに、こんなふうに聞かれちゃうといろいろ考えてしまうよな」

「気になるのは、昨日ちょっとBさんより早く帰って、そのことを申しわけないと思っているからかな……」などと自分を分析してみるのです。

次に**相手視点**になってみます。

Bさんのことを考えます。そういえば、Bさんはいつも慎重派です。それでいてＬＩＮＥの文章は短い。

「いつものＢさんのＬＩＮＥだな」「ただの確認のＬＩＮＥの可能性高いな」と感じることができました。

次に、**第三者視点**になって自分と相手とのやり取りを見つめます。第三者の視点で考えると、単なる確認のような感じが強まりました。

宇宙視点になってその場から離れて、グーグルマップでどんどん広域マップにするように、上空からこの出来事を見てみます。すると、宴会の参加の確認自体、とても小さなことのように感じました。

もうこのあたりで十分客観的になり、手早く「出席です」とＬＩＮＥを返信したいところですが、折角なので７つの視点を続けてみました。

時間視点で例えば１か月後はどうなっているだろうかと考えてみます。１か月後の視点から想像してみると、「宴会のこと自体、とっくに忘れているだろうな」と思えます。

ユーモア視点で「この状況を漫才やコントにできないかな」と考えてみまし

た。同じことを何度も確認してしまう心配症の人のコントが想像できました。最後の**感謝視点**です。当初Bさんに湧いていた疑心暗鬼もすっかりはれていたので、逆に「しっかり確認してくれて幹事の仕事をしてくれているんだな」と素直に感謝できました。

おかげで「宴会出席です。確認ありがとうございます。幹事お疲れ様です。宴会を楽しみにしています」とＬＩＮＥを返せました。

このように事例的に紹介すると、とても有効なツールのように思えるかもしれませんが、繰り返しますが、**この7つの視点が有効なのは、1倍モードか、2倍モードの初期段階で、理性がまだ50%以上有効な状態のときだけだと思っておいてください。**

エネルギーが低下しているときは、いくら視点を変えても、感情が出す答えはほとんど変わりません。むしろ「なぜ自分が相手の立場にならなければいけないんだ！」とか「だれ（第三者）から見たって相手のほうが悪いに決まってる！」と逆に怒りが増幅してしまいます。

多視点で物事を見ることは「気にしすぎ」悪化の予防になる

感情の起伏が激しい状況では、多視点で世界を見ていくことは非常に有効です。

例えば、命がかかる現場で決断を迫られる医者の場合、診断がこれと思ったら、それしか見えなくなります。**それを避ける思考が鑑別診断です。**可能性がある複数の病気の症状と比較検討しながら、病名を絞り込んでいくのです。「いまの見立てとしてはこうだけど、鑑別診断としてはこれとこれがある」と見ていけば、思い込みによる誤診を減らせます。

戦場など感情が刺激される場面で活動する自衛隊の中でも、同じようなことが行なわれています。

自衛官の指揮訓練では、３つ目の案を出すことを厳しく指導されます。単純に思いつく、攻撃するか防御するかではなく、もう1つの手を考えるのです。

例えば、戦争をしかけた国がいったん収奪した占領地を手放すことにした、という情報に接したとします。このとき、「そうか、退却するんだな、苦しいんだな」と考えるのが一案。「いや、そう見せかけておびきよせて攻撃するつもりじゃないか」というのが一案。こうしたわかりやすい極端なケースはすぐに思い浮かびます。

これ以外の3つ目の案をひねり出すことが大事です。例えば、「国際世論を味方につけるための工作なのかもしれない」といったようなことです。

このように、感情的になって固定しがちな視点は、自分では気がつきにくいので、意識的に視点を変えてみる必要があるのです。鑑別診断や第3案を出せ、というアドバイスと同じように、7つの視点も、なんとなく「気になる」状態のときに、「意識的に」やってみてください。

不安分析図

気になるときには、現実の問題解決をしなければ……と焦っているものです。**そんな対処するべき現実問題が差し迫っているときは、同じ視点の操作でも、もう少し具体的に考える必要があります。**

「不安分析図」を活用してみましょう。

何度か説明しているように、不安は考え方、感じ方を固定させます。ただ、まだ2倍モードの中盤以上なら、理性が50％は残っています。その理性に、カンフル剤のように新しい視点を与え、理性がより働きやすい状態にするのです。不安で偏った思考をしているときに、客観的思考が回復しやすい質問を並べたものが147ページの不安分析図です。

まず「何が不安？どうすれば、どうなれば落ち着く？」と自問してください。

感情は、「とにかく大変な事態なんだ！」と騒ぎ立てています。おばけに驚いているような感じです。その正体を確かめてみましょう。

余裕があるときは、別の紙にでも書き出すといいでしょう。書いたものを見るとより客観的な思考が働きます。

次は「いま悩むべきことか？」と問います。まだいろんな情報が確定していない場合があります。また、急いで決める、行動する必要のない場合も多いものです。「いますぐ！」という感情の焦りを客観的に検討してみる作業です。

3つ目は、「自分が何かできることか？」という問いです。

不安は準備するための行動。自分がどんなに努力しても何も対処できないことだと思えば、不安は少なくなるメカニズムがあります。

私は、ニーバーという神学者の「神よわたしに、変えられるものを変える勇気と、変えられないものを受け入れる冷静さと、その二つを見極める知恵を与えたまえ」という言葉を座右の銘にしています。まさに、この視点で不安なテーマと自分の能力を冷静に考えてみてほしいのです。

この主要な3つの問いの後は、どうして自分がこんなに不安になっているのかの分析をします。何の情報がきっかけなのか、自分は何を警戒しているのか……などです。気持ちと問題を区別すると、問題がさほど重大ではないのかもしれないと気づきやすくなるものです。

さらに、今度は不安な問題そのもののリスクを冷静に考えてみます。「悪いことが起こる確率はどのくらいなのかな」「最悪のケースはどんなことなのかな」と想像します。最悪のケースを考えると、例えばメンツがつぶれるとか、職を失う、などに思い至るかもしれません。もちろん重大なことですが、命を奪われることでもないな……と感じられる場合もあるのです。

また、その最悪のケースではどうするかという避難計画も少しだけ考えておきます。私などは、先に説明した自動車大型免許があったので、「自衛隊をクビになったら、ダンプの運転でもするか」が若いころの心の支えでした。

さらに、不安のワープ機能により、一足飛びの悲惨なイメージにおびえていることが多いので、事態がどう進展していくのか、時間や段階を細かく切って、シミュレーションしてみます。すると、最終的な段階に至るまでいくつもの中

考えるポイント(不安分析図)

何が不安? どうすれば、どうなれば落ち着く?

いま悩むべきことか? の分析

できることできないことを区別(ニーバー p145 参照)

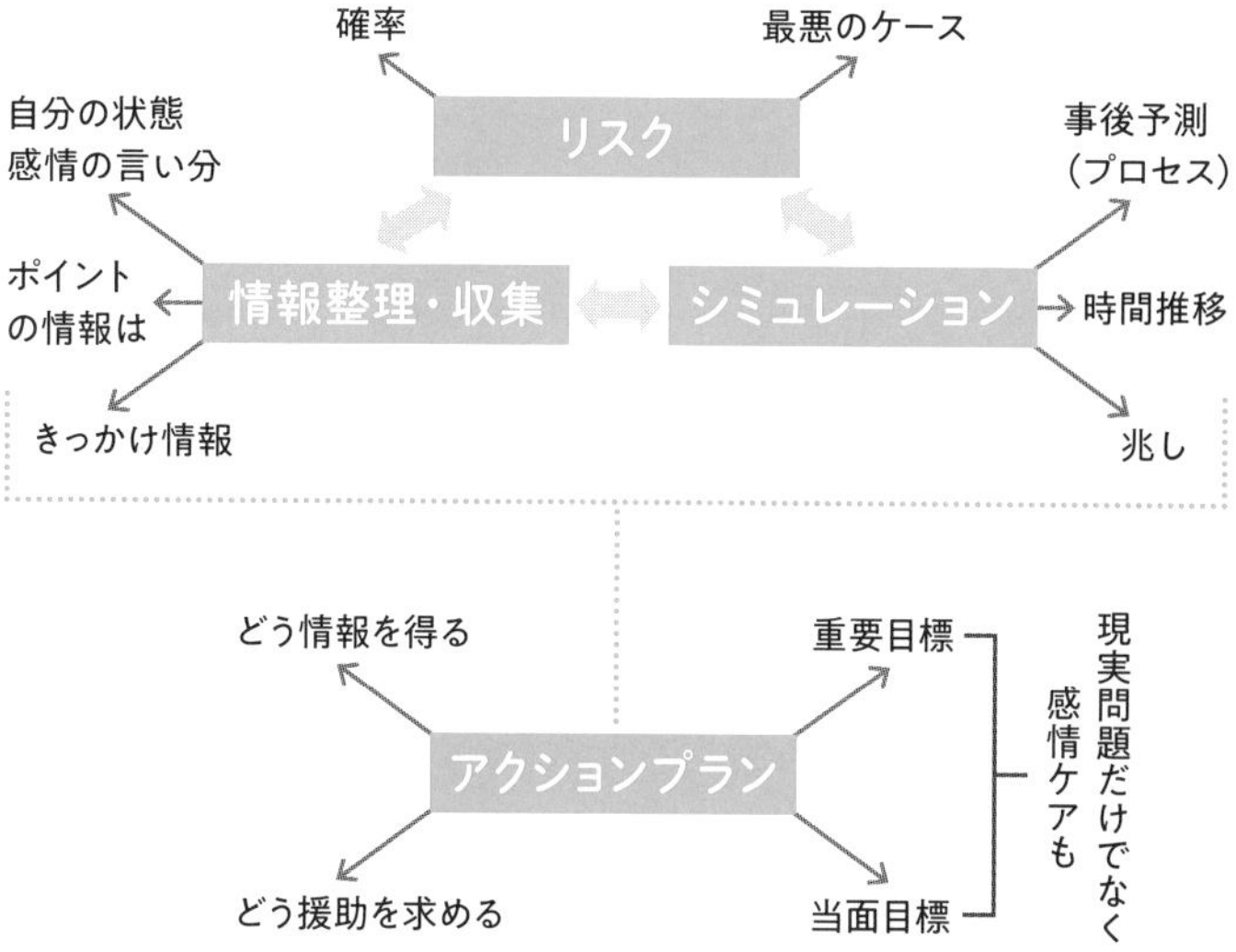

とことん考える
➡具体的な行動まで、もしくは、何とかなりそうと思えるまで

間段階とそのときにできる対処法があることに気がつくことが多いものです。

ここまでやると、不安思考はだいぶ収まり、いま何をやるべきかという具体的なテーマを考えられるようになります。アクションプランです。

ただ、この不安分析図も2倍モード下から3倍モードではうまくいきません。理性が20％なので、いくら視点のカンフル剤を打っても、客観的にはなれないのです。「最悪のケース」も本当に極端な事態だけを想像してしまいます。

カンフル剤を打ち続けると体によくないように、3段階で変わらない思考を刺激し続けると、どんどん第2の「自分は大丈夫」という自信（感ケア5）が失われていき、絶望感に襲われるようになります。そんなときは、思考からのアプローチをやめ、まず蓄積疲労の3倍モード仕様のケア、つまり刺激から離れ、休養を取り、人に話し、体感やイメージや雰囲気で心を癒していきます。その間は、問題への焦りがあっても、そらしてください。切羽詰まった対処は、運か他人に任すしかないのです。そして少し落ち着いてきた感触があるとき、先に紹介した視点のケアを行なってください。

「漠然とした不安」の正体を知る

蓄積疲労の2倍モードでは「漠然とした不安」を感じる人が多いようです。漠然とした不安とは、特に差し迫った案件があるわけではないのに、なんとなくこのままではとんでもなく悪いことが起こりそう……という予感です。

漠然とした不安を感じやすいケースとしては、まずは孤立しているときが挙げられます。原始人的には孤立はとても危険な状態。それだけで警戒心が高まります。コロナの自粛で、これを感じた人は少なくないのではないでしょうか。

さらに、女性は男性に比べて一般的に警戒心が高く、特に子どもを抱えているときはその分警戒心が高まっているので、漠然とした不安を訴えやすくなります。

他にも、災害にあった後、あるいは悲惨な情報がたくさん入ってきて刺激が多すぎるときや、隣人など周囲にすごく不安な人がいるときなど、漠然とした不安を感じやすくなるものです。

さて、この「漠然とした不安」をよく分析すると、2つの不安が潜んでいます。 1つ目は、何かを警戒しているのですが、「その正体がわからない不安」です。

もう1つは、明確な危険が見当たらないのにやたら不安を感じている「自分への不安」です。感ケア5の自信のところで説明した、第2の自信の低下です。

カウンセリングでは、不安の正体を探る前に、まず第2の自信のケアをします。「漠然とした不安」が生じる経緯を説明してあげるのです。

実は漠然とした不安ができあがる前に、「抑圧してきた中小の不安」が存在することが多いのです。

少し図で説明してみましょう。

不安は、リスクに対して対処するための感情です。不安を感じて、対処する（次ページの上の図の矢印）。すると環境に何らかの変化が生まれるので、また別の不安を感じ、また対処する。これが本来の不安と行動のあり方です。この

中小不安が漠然とした大きな不安に

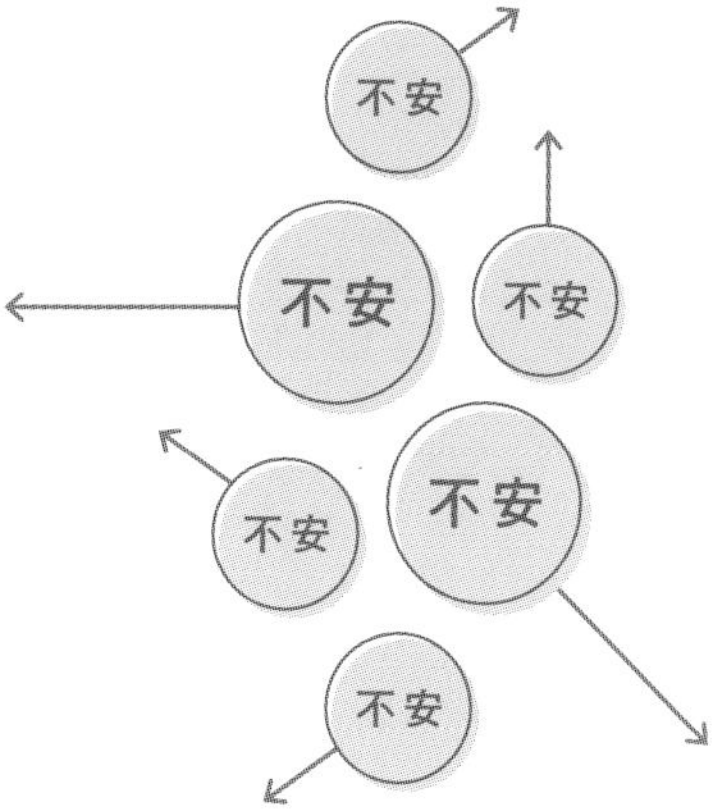

ひとつひとつの不安を適切に行動に移し、そこから進めておけばいいが…

中小不安を忘れていると……

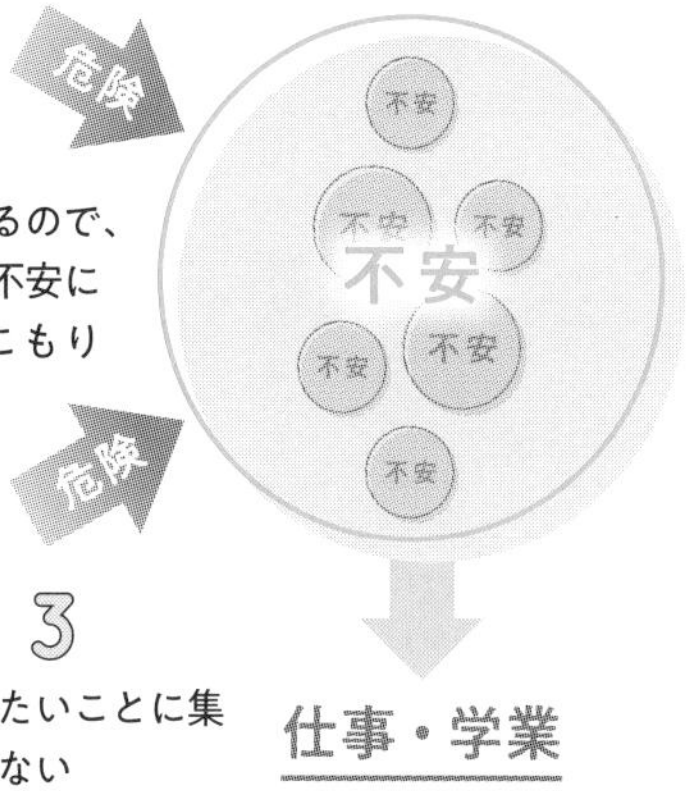

1
ひとつひとつの不安がその場にい続け、結局何も対処できていないことで、大きな危険の雰囲気ができあがってしまう

2
その視点で見るので、さらに社会が不安に見える(引きこもりがちに)

3
集中したいことに集中できない

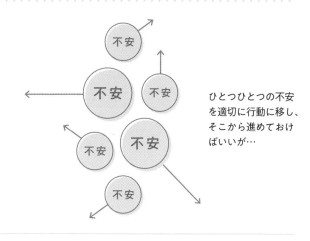

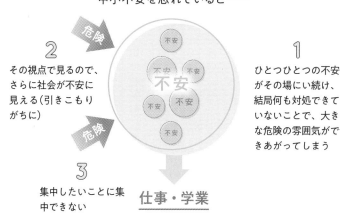

対応では、不安は1つのところに固定しません。

　ところが、現代人はちょっとした不安があっても、「そんなことは起こらない」「心配したってしょうがない」などと、理性のほうからの言い聞かせで、対処を保留してしまうことが多いのです。

　このように、原始人的にはリスクを感じているが何の対処もせずに放置された中小の不安が、1つならいいのですが、いくつか同時に存在していると、「なんとなくリスクは感じているけど、何も対処できていない」状態になります。何が心配かと自問しても、「心配なことはない」という理性の答え。これが漠然とした不安です（151ページ下の図）。

　漠然とした不安があると、仕事や学業に集中することができず、ミスも増えてきます。それがさらに自信の低下に拍車をかけます。

　漠然とした不安は中小の不安の塊であることが多いので、何らかの心の整理や対応によって1つの不安を解消しても、全体的な不安は低下しにくいのです。

抑圧された不安が「気になる」、「引きずる」に

漠然とした不安は、まだ理性で、中小の不安をなかったことにできる状態だと言えます。ですから、蓄積疲労の1倍から2倍モードまでの症状です。中小の具体的問題は理性で「言い聞かせ」ることができるのですが、全体的な雰囲気は、理性で理由をつけられない。だから困るのです。

これが蓄積疲労の3倍モードになると、「全部が不安」になってきます。そうなる前の対処が必要です。

漠然とした不安に対しては、前項の説明が有効ですし、そのあとで個々の不安を探し出し、ひとつひとつの不安を丁寧に認めて、必要なら対処してあげるとよいのです。

後で紹介する「書き込みフォーカシング」で見つけて、「こころの会議」で触れて（ケアし）、対処方法を探します。

このように、抑圧された不安は、その場はよくても、後でトラブルのもとになることが多いのです。この不安を抑圧するという対処法ばかりに頼ると、あるときに、いわゆる「爆発」してしまうこともあります。

いつも冷静にしている人が怒るときは怖い、などと言う話はよく聞くと思います。私の経験の中でも、ストレスなど全く感じない、という人が、あるときポキリと折れたような感じで退職したり、入院したりすることがあります。

抑圧する方法が、完全に悪いわけではありません。1倍モードの状態なら、気のせいだと納得し、解決済みとして感情を抑えるだけのエネルギーがあります。感情を抑えておけば、表面的には、穏やかな生活を送れます。対人関係上の体面も保ちやすいでしょう。社会では必要なスキルなので、子どものころから、「感情は出してはいけない」と、このスキルを鍛えてきました。

ところが、この抑圧する対処法は、蓄積疲労の2段階以降は、うまくいかなくなるのです。漠然とした不安の形で現れることもあれば、爆発の形で現れることもあります。

いずれもその前段階で「気になる」状態が強くなってきます。感情の3つのモードで考えてみましょう。

感情は、何かの刺激でいったん3倍モードになった後は、しばらく2倍モードのままで緊張しながら、周囲の情報収集をします。そしてある程度の安全な時間が過ぎ、危険な兆候もないと感じられたとき、はじめて1倍モードに低下していきます。これが感情が収まる自然なプロセスです。

これに対して、不安を抑圧する対処をとると、一番重要な2倍モードでの観察ができなくなるのです。理性は、「何もリスクはない」というのですが、感情は「チェックできていない」と決して警戒レベルを落とさせない。だから不安は2倍モードのままで低下しないのです。

すべてのことに、2倍に反応することもあれば、気になることだけを何度も心の中で反復してしまうこともあります。その場合、気になるというより「引きずる」という表現が近くなります。

感ケア5のところでも解説しましたが、引きずると、過去の嫌なことを何度も思い出し、3倍モードで嫌さだけが3倍に増幅されたイメージを見て、つらいのですぐ抑圧するという繰り返しをしがちです。すると、それは邪悪さだけが強調された防衛記憶、つまり恨み記憶を育ててしまうのです。

ですから、気になること、引きずることがある場合は、丁寧にその不安をケアしてあげたほうがいいのです。

避けてきた不安に「触れる」というスキル

嫌なことは忘れて平和な日々を送りたい、しかし、忘れていると不安がくすぶり「気になる」。この矛盾を解消するのが「触れる」というスキル。親も学校も教えてくれなかったスキルです。

抑圧している不安を思い出すと、すぐにそのときの感情が沸き立ちます。3倍モードです。そのまま感じ続けるのはつらいことです。またせっかく忘れていたのに、感情にのっとられて下手な行動を起こすかもしれない……という別の不安も大きくなります。

これを上手に2倍モードで感じられれば、感情の自然な低下プロセスに乗せることができます。**そのためのコツは、「体をゆるめて思い出す」か「他のことと同時に思い出す」ことです。**

ただ嫌なことだけを思い出すと、感情も3倍モードで思い出されます。ところが、リラックスした体で思い出すと、体と心は連携しているので、感情も2倍モードにボリュームダウンしやすくなるのです。

また、他のことに意識を半分向けながら思い出そうとすると、これも嫌なことの感情の強度が2倍モードに弱まって感じられるのです。カウンセリングでは、話しながら感じているので、3倍の感情に襲われることが少なくなるのです。書きながら思い出すことも効果的です。

これらは、忘れていたことをあえて思い出すことから「触れる」スキルという表現を使っています。

これはスキルなので、ある程度の練習が必要です。

私の「感ケア」の講座では、呼吸法を使い体をゆるめ、そのゆるんだ体に意識を向けつつ、嫌なことを考えてもらいます。

すると、さっきまではとても嫌だったのに、嫌さが薄らいだ、とか、嫌なイメージが遠くなった、とか、イメージの鮮やかさが薄れた、などの感想をもらうことが多いのです。

この触れるというスキルは、一度やるだけでもかなりの効果がありますが、数度やると、今度は、その触れないようにびくびくしていた思いに「慣れてくる」という効果も出てきて、より穏やかな感じになっていきます。

この触れる作業で、非常に高い効果があるセルフカウンセリングの手法に、フォーカシングという方法があるのですが、ちょっとコツがいるので、ここでは、より簡単にできるようにアレンジした、**「書き込みフォーカシング」**という方法を紹介しましょう。

「書き込みフォーカシング」で不安を整理する

自分の内面を図にしながら触れていく方法です。

161ページの図は、実家暮らしの20代のC子さんのケースです。

C子さんは最近、いろんなことが気になります。仕事も大変、昇進試験や同僚のことでも悩みがあります。

恋人との関係も順風満帆とは言えず、なんとなくモヤモヤがあります。さらには帰宅時間や家での生活態度をめぐってギスギスしている父親との関係も気になる……。

そこで「書き込みフォーカシング」をやってみました。

図のように、それぞれのテーマに対して浮かんでくる感情を言葉や形、色にして表現していきます。書いてみて、心に「この言葉、この表現、この形で合っている?」と照らし合わせながら進めていくのがポイントです。

一見するとマインドマップのようですが、少し違います。何かの答えや気づきを求めるのではなく、とにかく自分の心の中にある抑圧された気持ちを見つけ出し、それをきちんと表現してあげるのです。

C子さんは、とにかく、脈絡やつながり、解決策は考えずに、仕事のこと、彼とのこと、父親とのことで、思いつく感情を書いていきました。

書いたものを見ると少し冷静な視点で考えが進むことがあります。C子さんは、お父さんに彼との付き合いを反対され、責められたと感じていましたが、こうやって全部吐きだしたものを見てみると、自分のほうが仕事と彼との付き合いで感じた不安を、お父さんにぶつけているのかも……と感じるようになりました。初めに書いていた「私は悪くない」に「私が悪かった」という思いを付け加えてみると、心が少し軽くなったように感じました。

書き込みフォーカシング(C子さんのケース)

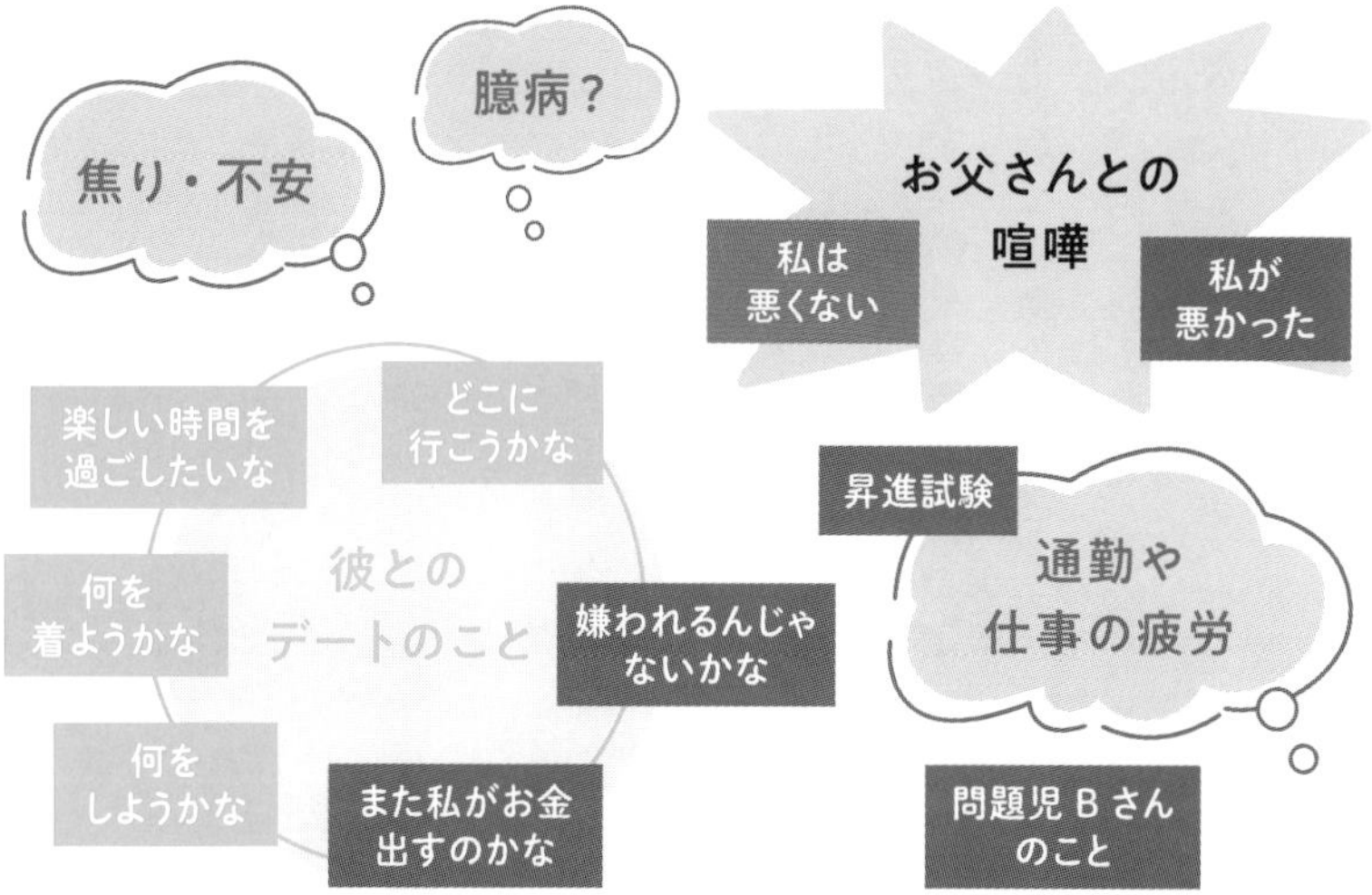

①気がかりを自由な形、自由な大きさで書いてみよう。タイトルもつける。「この言葉、この表現、この形で合っている?」と照らし合わせる。

②他にないか、と自問自答してみる。くだらないと思う小さなことも、小さく書いてみる。

③だいたい書けたら、ここに書いてあることが全部なくなったら、自分の心は晴れやかかどうか自問してみる。まだ何か残っている感じがしたら、それを考えてみる。ためしに書いてみる。

④書いているうちに、感じが変わるかもしれない。しばらくして見てみると訂正したくなるかもしれない。大きさも、場所も、形も変えてもかまわない。これでいいなという感じがするまで続けてみる。

「こころの会議」

体をゆるめたり並行作業をして、蓄積疲労の2倍モードで抑圧していた不安に触れて、いろんな思いを否定せず受け入れ、気にしすぎをケアする。そして必要ならさらに1倍モードで現実的な行動を考えてみる……。

これまで紹介してきたこの一連の手順を一気にやってみるのが、「こころの会議」です（167ページの図）。

手順①、まずは体をリラックスさせ、脱力します。 DNA呼吸を5回ほどやり、後は穏やかに呼吸してみます。呼吸や体の脱力を意識しましょう。体をゆるめるだけで感情に対する敏感さが落ち着いてきます。

なんとなく少し落ち着いてきたなと感じたら、次の「触れる」の作業に進みます。

手順②は、「抑圧していた感情に触れる」です。

いよいよ、これまで感じないようにしていた不安にあえて触れていきます。嫌なことを思い出し、「何が不安なのかな……」と自分でカウンセリングしていく感じです。

コツは、呼吸と脱力でゆるんだ体に半分意識を向けたまま、気になることを考えることです。半分が難しい場合は、交互に意識を向ける、でも結構です。すると、嫌なことの嫌さが薄れて感じられます。2倍モードで触れられているからです。

もし、その時点でまだ3倍モードの強烈な嫌さなら、今日は触れるに向いていないのかもしれません。そこでやめて日常に戻りましょう。「そらす」スキルを使ってできるだけ穏やかに過ごしてください。今日は触れられませんでしたが、それでも「慣れる」ための1ステップにはなったので、決して無駄ではありません。

手順③は、「感情の言い分を聞く」です。

不安は理性では気がつかない、なんらかの危険をあなたに教えてくれようとしているのです。過剰に警報を発するので、これまでは「黙っておけ」と抑圧していたけれど、こんなに「気になる」ということは、きっと何か不穏なことが潜んでいるのかもしれません。

そこで、「今日は腹を据えて不安の声を聞こう。何が不安なのかな？　何を一番恐れているのかな？　そうなることのどこが一番怖いのかな？　何が苦手なのかな？」などと自分自身に聞いていきます。

このときのコツは、ゆっくり聞くということです。問いただすような雰囲気だと、抑圧されて卑屈になっている感情の小人たちはなかなか出てきません。お風呂に一緒につかりながら友人が話し始めるまでゆっくり待つ感じです。

例えば、「会社を辞めたい」「あの人から逃げたい」という小人の声が聞こえたとしましょう。

すると、すぐに理性から「そんなこと言ったって会社を辞められないだろう」「逃げても解決にはならない」などと反論が飛んでくるかもしれません。

しかし、ここでは理性にはいったん黙っておいてもらいます。国会に例えると、理性は与党、感情は野党。いつもは与党の言いなりです。でもいまは、野党の意見を聞く場面。民主主義の本質ですよね。

心の中の野党に自由に発言してもらい、その間、与党は黙って聞いておくのです。反論せずに、不安側の意見をとことん聞いてみます。ヤジもいけません。いくつか出ても、「もう言いたいことはない？」とゆっくり待つと、案外次から次へと気持ちが出てくるものです。

ただ、ここでも虐《しいた》げられてきた感情が発言の機会を与えられたことで「暴走」する場合もあります。感情の勢いが増して3倍モードになってきつつある……と気づいたら、苦しさが大きくなるので、そこで終わりにします。これも「慣れ」の1つのプロセスにはなりました。

次は**手順④「理性の言い分を聞く」**です。

これまで発言を控えていた「理性」もあなたの心の重要な一員です。

今度は理性の声を聞きましょう。

野党側の意見に対して「仕事を辞めたら生活が成り立たなくなる」などと、冷静に反論するようにします。

ただ、このときも理性側の論破の雰囲気になったら、これまで出てきていた感情の小人が消えてしまいます。会議から退席してしまうのです。それではいつもと同じことになってしまいます。

そこで、論破一辺倒の雰囲気になったら、いったん中断します。そして、手順①に戻り、体から感情が出てきやすい状況にして、再開です。

論破になりがちなのは、結論を求めすぎるからです。

この段階では、感情の小人たち、みんなの声を聞くことが目的で、結論を出す段階ではないのです。

そこを強調するために、この手順③④は「公聴会」と呼んでいます。あくまでもいろんな声（感情や欲求や意見など）を聞くだけに徹するのです。

こころの会議（不安の声を聞く）

感情　　理性

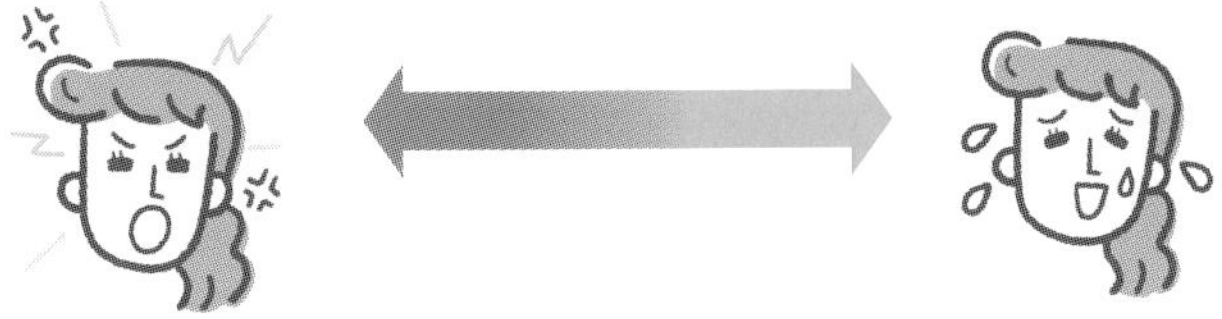

思考で感情の偏りを正すのは難しい

手順1　DNA 呼吸・脱力

考えても結局いつもと同じ思考になりがち

手順2　触れる

手順3　こころの公聴会

まず、感情の言い分を聞く

手順4　こころの公聴会

次に理性側の言い分も聞く

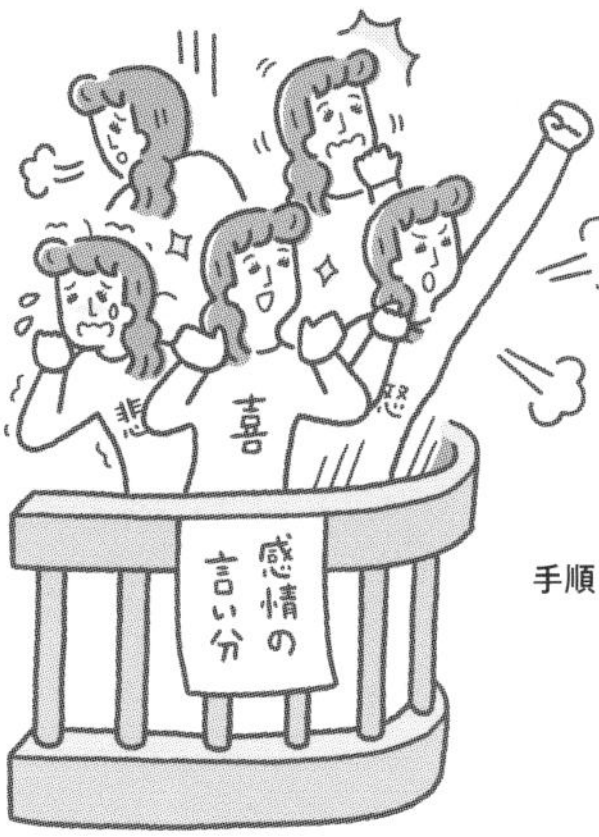

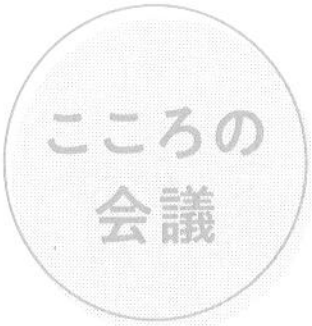

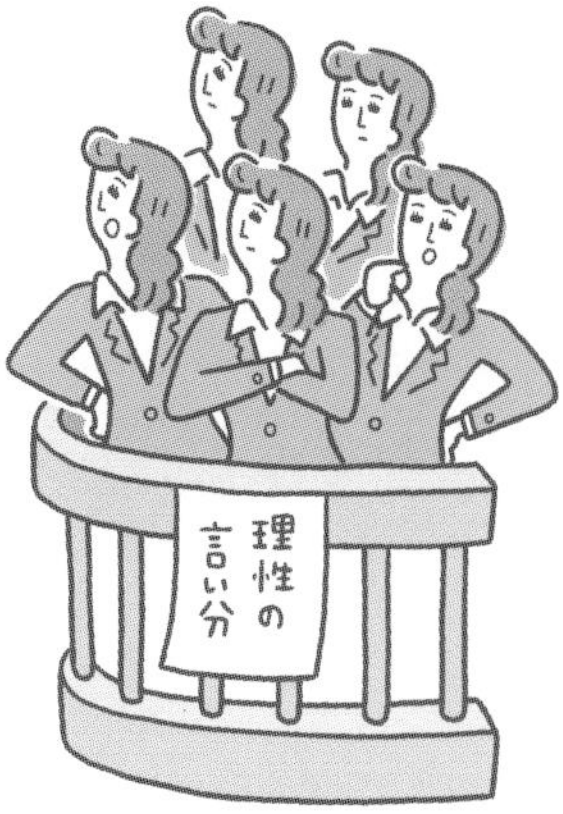

手順5　現実問題を考える

いろんな声を3～4で聞きバランスをとった行動を考える

他者のアドバイスは通常こちら寄り

不安の声を聞く公聴会

公聴会までの一例をご紹介しましょう。メーカーに勤める20代の女性でD子さんです。

D子さんの相談の主たる内容は「なんとなく現場リーダーになってしまって、どうしていいかわからない」というものでした。

通常なら、きちんと話を伺った後、具体的対策を一緒に考えるでしょう。これは1倍モード仕様の対処法になります。

例えば、「上司に自分の立場をはっきりさせるように言ってみたら？」とか、「自分が期待されている役割について聞いてみたら？」という対処の話になります。1倍モードのときは理性が優勢で、理屈や理論、シミュレーションによって、光が見えてくることが多いからです。

しかし、話を聞いてみると、どうも彼女は蓄積疲労の2倍モードに入っているようです。感じ方が少し偏っているし、体調も崩し気味でした。そこで、「こころの会議」のプロセスを一緒に進めてみることにしました。

カウンセラーがいる場合は、話をすることである程度リラックスしており、つらいことを思い出しても2倍モードをキープできる状態になっていることが多いものです。D子さんも、比較的落ち着いて問題に触れることができるようだったので、公聴会のプロセスに進みました。

まずは不安の声を聞きます。

「いちばん気になっているのは、仕事のどんなことだろう。不安な気持ちはどう訴えている?」

「立ち位置がハッキリしない感じがあるんですよね……」と最初は表層の感情しか出てきません。そこで焦らず、ゆったりとした雰囲気の中で、「その気持ちをもう少し言葉にできない?」と聞いてみました。

D子さんは、ちょっと困った顔をしていました。そこで「そのことを思い出すと体のどこかでちょっと違和感を覚える部分はない? 例えば胸とか、おなかとか……」と聞いてみました。感情の使用言語の体感に注意を向けてもらったのです。するとD子さんは、「喉に違和感があって言いたくても言えない感じ、だけどそれを飲み込むこともできない感じです」と表現してくれました。感情の小人が話し始めたのです。

一呼吸した後D子さんは続けます。「飲み込んで、いままでのように言わないでいようとする自分と、言うことで新しい自分になろうとする自分との間で、バトルがあります。でも、言い出すと仕事が増えそうなので、言い出さないでいる自分がいる」と言うのです。

ここまでくると、D子さんの中で「言わないでいることの罪悪感」を自ら感じることができました。さらに一方で、言い出すと忙しくなり、せっかく充実している私生活が乱れることが怖い、という気持ちも出てきました。どうもこれらが今回の「気になる」の本質だったようです。

このように**感情をほぐして明らかにしていくのが公聴会の目的**です。奥にあるものが自然に表面に出てこれるように、じっくり待つ感じです。

現実問題への対処

「こころの会議」では、この公聴会で隠れていた気持ちの声が聞けた時点で、自然に気持ちが落ち着いてきて、それ以上進む必要を感じなくなることも多いものです。

私たちの「気になる」は、感情のトラブルであり、それは現実問題のトラブルとは、完全に一致しているわけではないのです。現実は変わらなくても、感情が落ち着けば、「ま、いいか」となり、「気になる」は収まっていきます。

一方、差し迫った現実問題への対処まで進まないと、どうしても「気になる」が収まりにくい場合もあります。この場合、こころの会議の手順⑤として、「現実問題の対処を考える」プロセスに進みます。

この場合、通常2つの方向に進んでいきます。

1つ目は、これまでの結論を感情が容認する場合。

これまでは、理性が出す結論がすでにあって、抑圧されている感情がひそかに抵抗しているという構造でした。今回は、感情の声をきちんと聞きました。感情は声を聞いてもらうだけで落ち着き、理性が出す結論に反対しなくなることもあります。少し具体的に現実問題を考えてみると、「そうだよね、それしかないとはわかっていたけど、やっぱりそれしかないって思えた」というような感想になることが多いのです。

ところが、感情がまだ理性の答えに強く反対している場合もあります。これが2つ目のケースですが、その際は、**感情にも配慮した解決法（折衷案）を考察していくことになります。**

D子さんのケースに戻りましょう。

D子さんのようになんとなく現場で3、4名の中でリーダーっぽくなってしまって不安だというときには、「上司にお願いして自分の役割を明確にしてもらう」などが現実問題の対策案でしょう。

しかし、それがすんなりやれるのなら苦労しません。できないのは感情の収まりがつかないからです。

D子さんの感情は、「上司に自分が期待されている役割を問うたら、自分がリーダーに指名され仕事が増えそう。そうなると私生活が壊れそうで怖い。だから、きちんと問題を解決しないでいる自分がいるが、それは社会人としてわがままだと思う」という複雑なものです。

そこでこれらの感情の言い分を尊重して、いろんな思いが総合的に一番収まりやすく、現実問題も破綻しないという落としどころを探るのです。

D子さんの場合、「仕事量を増やさないで済むやり方」はないものかと考えました。

D子さんと2人でいろいろ頭をひねった結果、まずは、微妙な仕事が生じた際に、上司に「これって私が決めていいんですか?」とか、「これは別の人にお願いしてもいいですか?」などと質問してみる、という案が出てきました。

というのも、上司がどう動くか、全く予想がつかなかったからです。

実は、これが不安を分析して問題対処するときの典型的なゴールの姿なのです。みなさんは、不安を分析して、問題がスッキリと解決するということをイメージしていたかもしれませんが、そうではありません。

不安は、何らかの危機に対し、行動するための感情です。「上司に聞いてみる」は、行動です。

そうして動いてみると、「ああ、この上司はすごく自由にやらせてくれるんだな」とか、「この上司は私に責任を押し付けてきそう」などとわかったりします。

新たな情報が入ってくるので、また次の不安が生じます。そしてそれを分析して、また行動に移す。これが、不安のパワーを生かすということです。

不安を行動に移すとき、不安はすくむ機能もついているので、なかなか具体的な行動案が出にくいこともあります。そういうときは、「モデルの力」という手法を使ってみましょう。

段階ごとの対処法まとめ図

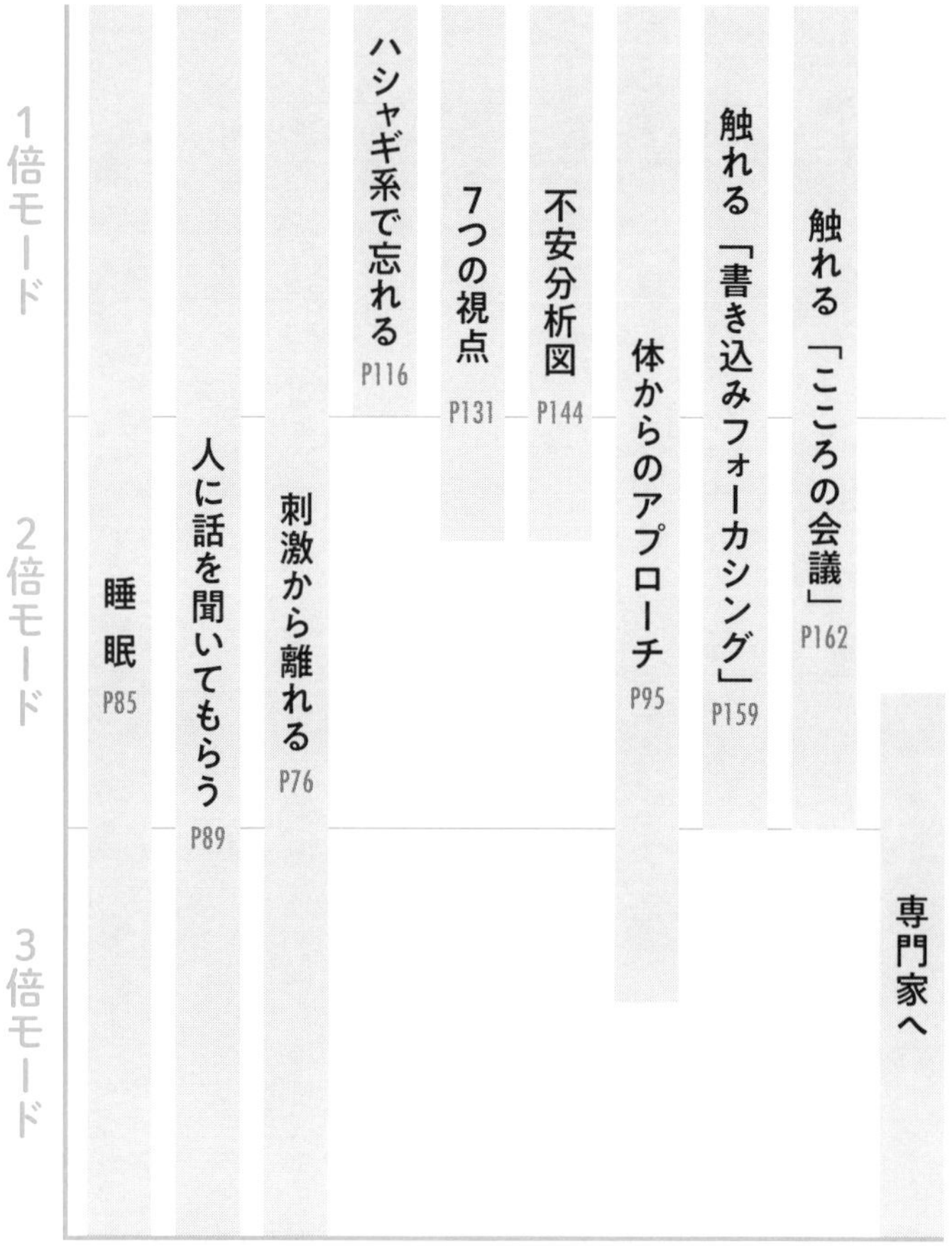
1倍モード
2倍モード
3倍モード
睡眠 P85
人に話を聞いてもらう P89
刺激から離れる P76
ハシャギ系で忘れる P116
7つの視点 P131
不安分析図 P144
体からのアプローチ P95
触れる「書き込みフォーカシング」 P159
触れる「こころの会議」 P162
専門家へ

いろんな人（モデル）をイメージしていまの問題をどうとらえ、どう対処するかを、考えてみるのです。

「先輩の○○さんだったらどう動くかな」と考えること。これは身近な人でも、好きな芸能人でも誰でもかまいません。

自分がやると思うと、発想が極めて狭くなります。だから、だれか違う人でシミュレーションしてみるのです。すると、思いもつかない対処行動をひらめくことがあります。

前ページに段階ごとの対処法をまとめてみました。睡眠や「話を聞いてもらう」「刺激から離れる」は、どの段階でも効果があります。

しかし、それ以外の方法は3倍モードのときは効果がありませんから、睡眠や「話を聞いてもらう」「刺激から離れる」ことで2倍モードに戻せないようなら、専門家へ相談するようにしてください。

疲れているときは自己改革してはいけない

この章の最後に、自分の性格に対する「気にしすぎ」について触れておこうと思います。

物事がうまくいかなかったり、他人から気になることを言われたりすると、気にしすぎて苦しいという人は、その原因が、自分の受け取り方にあると考えがちです。自分の性格についての気にしすぎです。

そして、しだいにそんな「ダメな自分」を変える方向に思考が向かっていきます。

あえて厳しい環境に飛び込んだり、自己啓発書を読んだりして、なんとか自分を変えようとします。

元気なときなら、成長につながるかもしれません。

ところが、蓄積疲労の2倍モード・3倍モードのときは「自己改革」はやめ

たほうがいいのです。

というのも、これまでお伝えしたように、2倍モード・3倍モードでは、感情が主体に働きます。それも被害者意識、不安や恐怖、自信の低下、自責の念などが、いつもより2倍・3倍強くなっている状態です。

さらに、それを修正しようとする理性の力も低下しているし、エネルギーも低下しているので、我慢力もなくなっている。

いまは、自己改革には一番向かない状態、タイミングなのです。

それは、病気のときにハードトレーニングをするようなものです。当然、課題もうまくできない、成長も感じられない、自信がどんどんなくなる。一方で、疲れ果てる。こうなると何もよいことはありません。

ところが、不幸なことに、**蓄積疲労の2倍モード・3倍モードになるほど、自己改革したくなる欲求が大きくなってしまうのです。**

自分のことを問題だと思っている人は、そこを是正したいと考えます。2倍モード・3倍モードでは、日常のすべてが2倍・3倍の負担に感じて苦しいのですが、それが自分のせいだと思えば思うほど、何とか自分を変えたくなります。

さらに、気楽そうに見える他者と比較して、なぜ自分は他の人のように気楽に生きられないのだろうかと考えて、自分を変えれば他の人のように安寧に暮らせるはずだと思ってしまうのです。

本当は、疲労が原因で2倍・3倍モードになっているだけなのに、「自己改革」することですべてが解決すると錯覚しやすいのです。

そうして心理学や自己啓発、宗教などの勉強をしてみると、自分の性格や人格の問題が浮かび上がってきます。また、現在のつらさの原因となりそうな過去の出来事を探し出してしまうのです。

ただ、傷つきやすさや性格の偏りは「原因」ではなく、蓄積疲労の「結果」なのです。思いつく過去の出来事も、蓄積疲労の2・3倍の偏った視点から見ているので、悪いことがクローズアップされているだけなのです。

それでも、自己改革を進めようとしますが、先に触れたように、いまの思考や感じ方を変えることは非常に難しいのです。自己改革は、いまの状態では自己否定を強めるだけになってしまいます。

自己改革は多大なエネルギーを必要とするので、元気なとき、1倍モードのときしかできないのです。世に出回っている自己改革の情報も1倍モード仕様です。

蓄積疲労の2倍・3倍モードの方は、自己改革の誘惑に負けないようにしてください。

あなた自身を変える必要はないのです。ただ、「疲労」に対処しさえすればいい。だまされたと思って、まずは本書の内容を実践してみてください。

第5章

「気にしすぎ」な人への対処法

「気にしすぎ」な人への対処法

夫や妻を見ていて「気にしすぎだよな。もっと気楽に生きればいいのに」と思う人もいるでしょう。親が気にしすぎなところがあって、自分にも対処を求めて忠告してくるような場合には辟易して、親子関係が悪くなることもあるでしょう。また、上司に過剰な対応を求められ、作業が増えて疲れて困っている人もいると思います。

こうした過剰な「気にしすぎ」な人に、変わってほしいからと改善法を勧めることはよくあると思います。しかし、こうしたアプローチはうまくいかないことがほとんどです。

こちらはよかれと思って勧めたとしても、相手は、責められた、否定されたと受け止めてしまうからです。

蓄積疲労があるときには特にそうなります。疲れているときに「もっと気楽になりなさい」と言われても、「あなたが無防備なの、あなたのほうが変わりなさい」と反発しか生まれません。

では、異常に気にしすぎの人には、どう対処すればいいのでしょうか。

こういうときは、**まずはその人が物理的、心理的に孤立しないように注意してあげることが大切です。**ちょっと面倒くさい対象になっているので、周囲がその人から距離をとり始めます。するとその人は、孤立した感じになり、余計に不安が強くなるのです。

孤立は、原始人的にはとても危険な状態なので、不安が増大するということは以前もお伝えしました。

具体的には、誰かがその方の不安の種の話を真剣に聞いてあげるとよいのです。

誰かにきちんと話を聞いてもらえると、不安は、しだいに収まってきます。

このときの話の聞き方には、コツがあります。

こころの会議の公聴会（164ページ）のところでお伝えしたのと同じことなのですが、「そんなこと起きるわけないんだから」「考えすぎ」などと、理性で否定しないことです。

気にしすぎ状態の人は、自分の仮想現実の中でリスクを感じているのです。そのリスクをわかってもらいたくて、理論武装するようになります。「気にしすぎな人」が頑固に見えるのはそのためです。

相手の話を否定しない聞き方を「傾聴（受容）」と言いますが、自分と異なる価値観や感受性の話を受容するには、かなりのトレーニングが必要です。もし、「気にしすぎ」の人が、かなり頑固になっているようなら、そんな偏った思考に対するコミュニケーションに慣れている人、つまり専門のカウンセラーに相談するほうが無難かもしれません。

コロナ以降の現代社会は人々のつながりが失われ、孤立する要因が揃っています。まずは**「気にしすぎな人」の孤立の悪化を予防し、できればより安心で**

きる人間関係を構築するように配慮してあげてほしいと思います。

適正な声掛けをする

頑固な気にしすぎの人は、蓄積疲労の3倍モード、つまりうつ状態になっている可能性が高くなります。

単に気にしすぎる、というより、体調不良や思考の偏りによって、別人になっていると思って対応したほうがうまくいきやすいものです。

このときのポイントは、「無理強《むりじ》いしない」ことです。

具体的には、**相手を変えようとしないこと**です。思考、感じ方、行動を変えろと言われるのが、うつ状態のときはとてもつらいのです。

例えば、はたから見たら、この気にしすぎは蓄積疲労が原因だとわかって、休むことを勧めてみたところ、本人が「休めない」と強く抵抗することがあります。こういうときも、あまり強く説得してはいけません。理性が20％しか効かない状態であることを思い出してください。

本人の中では、「休んだらとんでもないことになる」と感情が訴えているのです。

ここで理性で説得しまくると、孤立を深めて、うつが極端に悪化することもあります。休めないことも認めてあげてほしいのです。

少しはうつが悪くなることも覚悟しつつ、最悪のケース、例えばうつが極端に悪化したり、死にたい気持ちが出てきたりすることのほうを、避ける対応をとるとよいと思います。

無理強いしないで、かつ離れもしない。話は聞くが、生き方や考え方に注文はつけず、衣食住や健康管理などの当たり前の支援をする。これを「寄り添う支援」と言います。

疲れているのに休まず活動する。これはもう生き方の問題でもあります。不器用であってもそれがその人が選んだ生き方だから、身近な家族であってもそれをコントロールすることはできません。

ただ、「休まない！」と言ったとしても、それがずっと続くわけでもないのです。本人がこれ以上はダメだという状態になれば、他者の助言も受け入れるようになっていきます。

周囲の人は、「疲れているから気にしてしまう。休めばもとに戻れるよ」と、説得調にならない範囲で、伝え続けてください。

「馬を泉に連れて行くことはできるが、水を飲ませることはできない」と言います。ただし、望んだときにはすぐに飲めるように泉の近くでウロウロしておくことは必要です。

のどが渇いて死にそうなら必ず飲みます。そのときまで待つことです。

適正な期待をもつ練習

「気にしすぎ」な人が上司や家族にいたりすると、過度な作業が課されるなどして周囲は疲弊していきます。例えば、行きすぎたウイルスの感染対策を周囲に強要するといったことなどです。

こういう気にしすぎな人たちに対して、おおらかな態度で接することができる人と、そうでない人がいます。

1つは、自分自身の蓄積疲労の状態によります。自分が2倍モードにいるときは、気にしすぎの人を許せません。

もう1つは、自分の「人間に対する期待値」があるためです。

人はこうあるべき、という期待値が高いと、気にしすぎの人に「もっと冷静に考えるべき、感情は抑えるべき」と感じて怒りが生じます。一方「もともと人は、過去の記憶と将来の不安にとらわれやすいもの」「感情や欲求はなくせないもの」という期待値をもっているなら、ある程度は許せます。

人に対する期待値は、倫理や道徳の影響を受けて、高くなりがちです。

気にしすぎだけでなく、さまざまなことを許容し、穏やかな生活を送るためには、人に対する「適正な期待」をもつことが有効です。

私はこれまでの職歴の中でさまざまな人と接し、心の内面に触れてきました。おそらく「人」の実態をある程度正確につかんでいるのではないかという自負があります。

一方、カウンセリングの中で、多くの人が、「人」に関する過剰な期待をもち、それが原因で、悩んでいることにも気がつきました。そこで、人に対する過剰な期待をゆるめてもらうために、「人の心の15の特徴」というものをまとめました。

①人は一貫しない
②感情や欲求はなくせない
③人は怠けたいもの
④人は成長したいが、なかなか変わらないもの
⑤でも変われることもあるし、成長したいもの
⑥人間関係のトラブルは当たり前に起こる

⑦人はそれぞれ、正義もそれぞれ
⑧自分を基準に他者の内面を決めがち
⑨人は他人をコントロールしたがる
⑩人の言動、反応にはそれなりの理由がある
⑪人は物語を見つけ、安心したい
⑫子どもの心の強さを求めがち
⑬論理的・客観的でありたい
⑭人は自分を責めやすく、自信をもちにくい
⑮人は過去の記憶と将来の不安にとらわれやすい

①私たちは、人は一貫した存在だと思っています。それを前提としないと約束は成り立ちません。ところがよく観察してみると、ある場面では、Aと言っていたのに、違う場面ではBと言うことがあります。以前はCだったのにいまはDと変化することも少なくない。**実は、人は一定ではないのです。**

本書でお伝えしたように、感情の3つのモードでも変化する。不安にさいなまれているときもあれば、そうでないときもあります。記憶も決して一定ではありません。ただ、一貫しないままだと社会が成り立ちません。そこで、「できるだけ一貫した態度でいよう」と教育されてきたのです。決して実態ではなく、努力目標なのです。

また、**②人の感情や欲求はなくせないもの**です。感情を抑えなければならない、欲求を表に出すのははしたない、というのも「教育」です。教育はお国柄で違います。韓国では葬儀のとき派手に泣く係の「泣き屋」が存在するほどです。

そもそも本書でお伝えしたように、感情は生きるために必須のもの。感情が全くなくなるのは、「死んでいる」ということでしょう。

③人の本質は、怠けたいものなのです。

すべての動物は、エネルギーを大切にします。食料がそれほど豊富でなかった時代がほとんどだったからです。人も同じ。不必要なエネルギー消費を大変嫌います。怠けるというより省エネなのです。ところが共同生活の中でさぼる人を戒《いまし》めるための教育で、「怠けてはいけない」が強調されてきました。休むことに抵抗のある人は、この特質をよく理解しましょう。

④人は成長したいが、なかなか変わらないもの、⑤でも変われることもあるし、成長したいもの。

成長は原始人が生きていく上で必要な要素です。狩りがうまくなる、木登りがうまくなる、ナイフが使えるようになる……と、生きていける。だから私たちは、何でも上達したいのです。

一方、新しい方法で生きることは、これまでの方法を捨てるということです。これまでの方法は、これまで生命をつないできた実績がある。なので頭で考えただけで「よしこれのスキルがよさそうだから、これに変えよう」というわけにはいかないのです。

原始人的には命がけのスキル変更。だからなかなか昔の考えを変えられないのです。しばらく試行錯誤しながら、徐々に変わっていくものです。

トラブルは起こるもの

⑥人間関係のトラブルは当たり前に起こります。

小学校では「みんな仲良く」と教えられてきました。トラブルが少ないことは多くの人が平安に過ごせるのでよいことです。

でも、人はそもそも食料や異性などを求めて戦い、生き残るための感情をもっています。何をどれぐらい気にするかの尺度も違う。

なのでトラブルは当たり前というのが「現実」で、「みんな仲良く」はトラブルを少なくするための「教え」に過ぎません。

⑦人はそれぞれで、正義もそれぞれです。

人にはそれぞれ感情を刺激される「ツボ」や「急所」があります。そのツボは人によって違います。多くは正規分布のような広がりがあるはずです。特に、何を正義と感じるかは、普遍的なものではなく、人それぞれです。

自分が正しいと思っていることも、他人はそうではないと思っていることがあります。正義は「正解」ではなく、単なるその人の価値観。それぞれの正義がぶつかるので人とトラブルになるのです。

⑧自分の基準を他者にも当てはめて内面を決めつけがち。

人はそれぞれ異なるのに、自分がこうだから相手もこうだろうと決めつけてしまうところがあります。その誤解（誤った期待値）があると人間関係のトラブルになりがちです。気にしすぎの人へも、「自分なら気にしない」を相手に当てはめるから、腹が立つのです。

特に日本人は民族的な多様性があまりありませんから、相手を自分と同じ感じ方をする生き物だと思ってしまいます。

人は違う感じ方、考え方をするものだという前提が鍛えられていないのです。ですから表面的には多様性を認めても、心の底では認めていないこともよくあります。

⑨人は他人をコントロールしたがる生き物。

昨今よく言われるマウンティングは当然の振る舞いです。自分がコントロールできない人が周囲にいると自分の生命が脅かされますし、自分が変わるのはエネルギーを使うので相手に変わってもらいたくて、コントロールしようとするのです。

気にしすぎの人がいたら、どうしても修正したくなるのが私たちの性なのです。

人は思ったほど自分を制御できていない

⑩人の言動や反応にはそれなりの理由があります。

気にしすぎを修正したいと思っても、本書で紹介してきたように、不安という機能はなくせないものなのです。リスクを避け生き残るために必要だからです。

このように、ままならない自分がいるとき、こころの会議などでよく自分を見つめてみると、思いもかけない気づきがあり、それが原因であることがわかります。その根本を無視して、単に意思や我慢の力で自分を変えようとするのは限界があるのです。

⑪人は物語を見つけ安心したいものです。

このように自分の心をうまく操縦できないときも、人は、何らかの理由を見出し安心したがる癖があります。何らかの理由は客観的事実というより、その人の考え方であることが多いことから「物語」と呼んでいます。

カウンセリングでは、この物語探しを手伝います。

例えば、気にしすぎは、「ダメなこと、修正するべき」という物語をもっている人がいると、苦しみが募りますが、本書で紹介した「気にしすぎは必要、過度の気にしすぎで苦しいときは、これをすればいい」という新たな物語が手に入れば、かなり楽になります。

日本人の「人」に対する期待値は高すぎる傾向

先述したように、日本人は勤勉で調和を重んじます。人は他人や社会に対してかなり気を遣うように教育されてきているのです。ただ、それが行き過ぎると、我慢で消耗するだけでなく、自然な自分を否定して自信を失ってしまいます。

特に、**⑫子どもの心の強さを求めがちです。**

「努力する」「我慢する」「あきらめない」「全部やる」「1人でやる」「最後までやる」ことを志向する心の強さのことを、私は「子どもの心の強さ」と呼んでいます。大人になる前段階として鍛えるために、大人たちは子どもに対してこうした心の強さを身につけさせようとします。

その結果、途中で投げ出すことや逃げ出すことを嫌がる傾向が強くなります。本書で紹介してきた蓄積疲労などには上手に対応できません。こういう人は我慢強いのですが、自分の感性や欲求を押し殺しているので、感情を引きずり、恨み記憶を大きくしがちです。

⑬論理的・客観的でありたい。

日本人は、感情を表に出したり、感情をもとに判断したりすることを、恥ずべきこと、大人の振る舞いではないと考えています。

論理的なこと、客観的なことを重視、感覚的なことを軽視しやすい傾向があり、その結果、数字を用いられて説得されると簡単に騙されたりします。

⑭人は自分を責めやすく、自信をもちにくい傾向。

自己評価が低いのは、日本人の特徴です。謙遜の文化の影響もあると思いますが、恥をかきたくないという思いもあり、自信をもつことを控える傾向があります。その結果、組織では内部で才能がある人より、外部の意見をありがたがります。

また、自分には悪いところがあり、それを他人に隠しているといった引け目を感じやすく、いい意味でも悪い意味でも目立ちたくないと考えています。目立つと出る杭として打たれるため、なるべく突出しないで生きていこうとします。

最近の若者は、特にこの特徴が強くなったようです。コロナで対人恐怖的感覚が広まったことと、ＳＮＳなどで集団から攻撃される構造ができてしまったからだと思います。

⑮人は過去の記憶と将来の不安にとらわれやすい。

本書のテーマである、気にしすぎを生む不安。私は、そもそも日本人は、不安がりの人種だと思っています。不安を最大限働かせて、四季を乗り越えてきました。将来に備えて貯金額が多いのも、日本人の不安を象徴しています。日本人の勤勉さは、楽しみというよりこの不安の方からパワーをもらっています。

ですから、私たちは全員多かれ少なかれ「気にしすぎ」でいいのです。

以上、「人の心の15の特徴」を紹介してきました。**人間に対する正しい理解があれば、相手を許容できますし、自分も許せます。そのことで「気にしすぎ」も少し緩和させることができます。**

気にしすぎとは長く付き合い、友達になる

本書で一貫してお伝えしてきたように、**気にしすぎ自体は、人がもつ本来の**

リスク回避の機能です。人は正規分布でいろんな人がいるので、気にしすぎだと感じる人は、種の中でリスクに対して早めに警告する役割が与えられた人なんだと理解するとよいと思います。

とはいえ、「過剰な」気にしすぎは避けたい。それが蓄積疲労の2倍・3倍モードでの気にしすぎです。そこだけ対応すれば、気にしすぎは単なる比較の認識。修正しなければならない素質などではないのです。

しかし、気にしすぎで悩んでいる人は、少しでも楽になりたいとも思うでしょう。

この「気にしすぎ」は、実は年をとっていくとだんだんと軽減されていく傾向があります。

周囲の人を見ていると若い人ほど繊細で気にしやすく、年長者ほどおおらかで図太いと感じる人の比率が高くなってくると思いませんか。

一方で、年をとって不安が強くなる人もいます。おそらく、環境の悪さ、病気や蓄積疲労、孤立、自信の低下、恨み記憶などの影響で、感情が2倍、3倍モードになっている方です。

しかし、何もない状態、つまり1倍モードなら、年をとると単純に図太くなっていくようです。

これは年をとることによって、さまざまな面で感受性が鈍っていくことの1つかもしれません。耳が聞こえにくくなる、目が見えにくくなることで、「嫌なことを見聞きしなくて済むからいい」というご老人もいます。感受性もいい意味で鈍感になり、気苦労で苦しんでいた人が年をとるとともにだんだんとラクになっていくのではないでしょうか。

ただ、本当に必要な機能なら、年をとっても残るはずです。ということは、感性が鈍感になってもいい状態になっているとも考えられます。

それはおそらく、長く生きているとトラブルや不安なことが、「最終的にたいした結果にならない」ことを知るようになるからではないでしょうか。

とにかく、長い年月、死なないで生きてこれたのです。これは原始人にとっては、とてつもなく幸運なことなのです。

だいたいのことは大丈夫だというデータが蓄積され、原始人的な過剰な不安がしだいに弱まってくるのです。

具体的には、例えば10代であれば将来のこととか、自分が他人より劣っているとか、外見のことも含めていろいろと気になることが多かったものです。しかし、70代、80代になったらあまり気にならなくなるようです。そうしたものはたいしたことではない、と経験的にわかってくるからでしょう。これが「長く生きる」ということの本質ではないでしょうか。

気にしすぎとは、長く付き合っていきましょう。年齢とともに気にしすぎの役割は徐々に小さくなり、しだいにお友達になっていけそうです。

おわりに

気にしすぎについて、いろんな面からお話ししてきました。

私は医師でも心理学者でもなく、ストリートカウンセラーです。本書でお伝えしてきた解説は学問として成り立つというものではなく、読者の心が少しでも楽になるという目的で紹介している「物語」です。

そんなストリートカウンセラーの観点から、最後に1つお願いです。

本書では、いろんな具体策を紹介しました。

それを、ぜひご自分で試してみてほしいのです。

というのも、このようなスキルを伝えても、一読して「なるほど、こういうものがあるのだ」とそれだけで終わる人が非常に多いからです。

私の感ケアのセミナーでは、実践してみて「こんな効果があるのですね、びっくりしました。読んではいたんですが……」という声がよく聞かれます。

せっかく最後まで読んでいただいたあなた、心は動きます。

本を読む人は、理屈が好きです。紹介したスキルは、理屈からしたらあまりやってみようと思わないかもしれません。

ところが、**心は理屈通りではないのです。それが人の心の面白さであり、そんな心には心の扱い方があるのです。**

「気にしすぎ」を少しでも軽くしたいと思うなら、ぜひ、本書で紹介した心との付き合い方を、まずは試して、そして心の動きを楽しんでみてください。

編集協力　岸川貴文
イラスト　まつむらあきひろ
ブックデザイン　山崎平太（ヘイタデザイン）

下園壮太（しもぞの・そうた）

1959年、鹿児島県生まれ。NPO法人メンタルレスキュー協会理事長。元・陸上自衛隊衛生学校心理教官。1982年、防衛大学校を卒業後、陸上自衛隊入隊。筑波大学で心理学を学び、1999年に陸上自衛隊初の心理幹部として、多くの自衛隊員のメンタルヘルス教育、リーダーシップ育成、カウンセリングを手がける。2015年に退官し、講演や研修を通して、独自のカウンセリング技術の普及に努める。惨事ストレスに対応するMR（メンタル・レスキュー）インストラクターでもある。主な著書に『自衛隊メンタル教官が教える 心の疲れをとる技術』『自衛隊メンタル教官が教える イライラ・怒りをとる技術』（以上、朝日新書）など多数。

「気にしすぎて疲れる」がなくなる本

蓄積疲労があなたを変えてしまう

2023年5月21日　初版第1刷発行

著者　下園壮太

発行者　松原淑子
発行所　清流出版株式会社
〒101-0051
東京都千代田区神田神保町 3- 7 - 1
電話　03-3288-5405
ホームページ　https://www.seiryupub.co.jp/

編集担当　秋篠貴子
印刷・製本　シナノパブリッシングプレス

乱丁・落丁本はお取替えいたします。
ISBN978-4-86029-542-4

本書をお読みになった感想を、下記 QR コード、URL からお送りください。
https://pro.form-mailer.jp/fms/91270fd3254235